Acerca de NCCN Guidelines for Patients®

National Comprehensive Cancer Network®

¿Sabía que los principales centros oncológicos de los Estados Unidos colaboran para mejorar la atención oncológica? Esta alianza de los principales centros oncológicos se denomina National Comprehensive Cancer Network® (NCCN®).

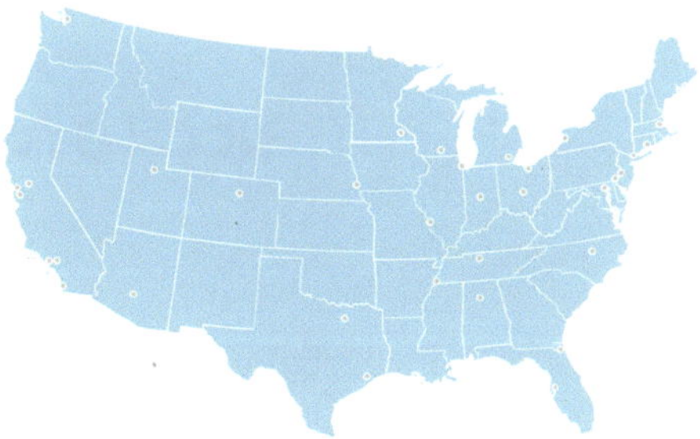

La atención oncológica está en cambio constante. NCCN elabora recomendaciones para la atención oncológica basadas en pruebas que utilizan los profesionales de atención médica de todo el mundo. Estas recomendaciones que se actualizan con frecuencia se denominan NCCN Clinical Practice Guidelines in Oncology (NCCN Guidelines®). NCCN Guidelines for Patients explican de manera sencilla estas recomendaciones de los expertos para las personas con cáncer y sus cuidadores.

Esta NCCN Guidelines for Patients se basa en NCCN Clinical Practice Guidelines in Oncology (NCCN Guidelines®) para pacientes con mastocitosis sistémica, versión 1.2025, del 21 de febrero de 2025.

Conozca cómo se desarrollan las NCCN Guidelines for Patients
NCCN.org/patient-guidelines-process

Ver NCCN Guidelines for Patients gratis en internet
NCCN.org/patientguidelines

Buscar un centro oncológico de NCCN cerca de usted
NCCN.org/cancercenters

Comuníquese con nosotros

Quiénes nos apoyan

NCCN Guidelines for Patients cuenta con el apoyo financiero de NCCN Foundation®

NCCN Foundation agradece profundamente a la siguiente empresa colaboradora por hacer posible esta NCCN Guidelines for Patients: Blueprint Medicines.

NCCN adapta, actualiza y aloja de forma independiente la guía de NCCN Guidelines for Patients. Nuestras empresas colaboradoras no participan en la elaboración de esta NCCN Guidelines for Patients y no se responsabilizan del contenido ni las recomendaciones que se incluyen en la presente guía.

Para hacer una donación u obtener más información, visite la página web o envíe un correo electrónico.

NCCNFoundation.org/Donate

PatientGuidelines@NCCN.org

Contenido

NCCN Foundation tiene como objetivo apoyar a los millones de pacientes y familias afectados por un diagnóstico de cáncer mediante la financiación y distribución de NCCN Guidelines for Patients. NCCN Foundation también se compromete a avanzar en los tratamientos contra el cáncer subsidiando a los médicos prometedores del país en el centro de innovación en cuanto a investigación del cáncer. Para obtener más detalles y acceder a la biblioteca completa de recursos para pacientes y cuidadores, visite NCCN.org/patients.

National Comprehensive Cancer Network (NCCN) y NCCN Foundation
3025 Chemical Road, Suite 100, Plymouth Meeting, PA 19462, EE. UU.

1

Acerca de la mastocitosis sistémica

La mastocitosis sistémica es un cáncer sanguíneo poco frecuente que se produce cuando se acumulan demasiados mastocitos en el cuerpo. Esta acumulación incorrecta puede causar diversos síntomas según dónde y cómo se produce. El tratamiento se centra en el control de los síntomas y los factores desencadenantes. En esta guía para pacientes, se detallarán los diferentes tipos de mastocitosis sistémica y su tratamiento.

¿Qué es la mastocitosis sistémica?

La mastocitosis sistémica (MS) es un cáncer sanguíneo poco frecuente y crónico que se produce cuando se acumulan demasiados mastocitos en la piel, los tejidos y los órganos.

Los mastocitos son un tipo de glóbulo blanco que se encuentran en todo el cuerpo. Los mastocitos tienen un rol importante en el sistema inmunitario y son responsables de las reacciones alérgicas.

Cuando el sistema inmunitario detecta bacterias, virus o alérgenos, los mastocitos ayudan a combatirlos liberando mediadores químicos. La histamina es uno de estos mediadores. Provoca la dilatación de los vasos sanguíneos y produce picazón e inflamación en la piel. También puede crear una acumulación de moco, lo que hace que las vías respiratorias se estrechen. Esta respuesta busca proteger al cuerpo de invasores externos.

Mastocito liberando histamina

Los mastocitos son un tipo de glóbulo blanco. Liberan histamina (como se ve en la imagen) en respuesta a un alérgeno, lo que causa una reacción alérgica.

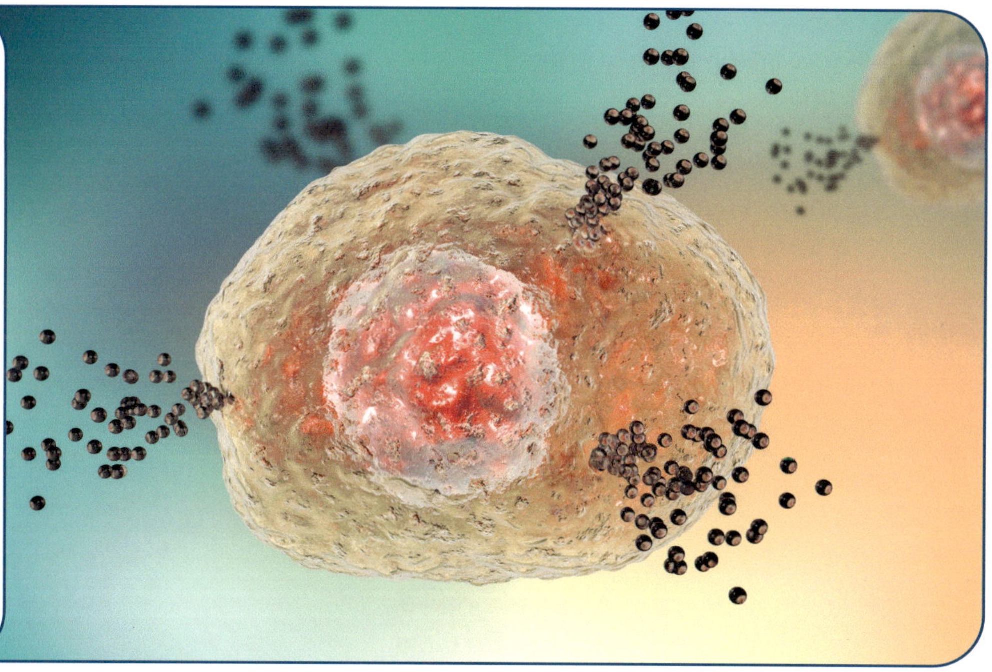

Sin embargo, en la MS, los mastocitos anormales se multiplican, lo que causa inflamación y libera histamina y otros mediadores alérgicos de forma continua. El exceso de mastocitos se acumula en los órganos como el hígado, el bazo, la médula ósea y el tracto gastrointestinal (GI).

La MS, como las alergias, tiene factores desencadenantes. La diferencia entre las reacciones alérgicas y la MS radica en que las reacciones alérgicas son respuestas agudas a alérgenos específicos, mientras que la MS es un trastorno crónico con una acumulación anormal de mastocitos que puede afectar los órganos y provocar más reacciones alérgicas.

Los síntomas de la mastocitosis sistémica tienden a reflejar dónde se produce la acumulación de mastocitos. Por ejemplo, los mastocitos que se acumulan en la piel pueden causar rubefacción y urticaria, mientras que los que se acumulan en el tracto GI pueden causar dolor abdominal y diarrea.

Las personas con MS generalmente tienen un mayor riesgo de anafilaxia (reacción alérgica grave y potencialmente mortal) y casi la mitad de ellas la experimenta. Esto se debe a que tienen una mayor cantidad de mastocitos que causan la reacción alérgica.

La mastocitosis sistémica suele afectar a adultos, pero puede presentarse en cualquier momento de la vida. Hay un tipo de mastocitosis, la mastocitosis cutánea, que es más común en niños. Este libro se centrará únicamente en la mastocitosis sistémica.

Causas

La MS suele estar causada por mutaciones (cambios) en el gen *KIT*. El gen *KIT* le indica al cuerpo que produzca una proteína que ayuda a controlar el crecimiento, la división, la supervivencia y el movimiento celular. Las mutaciones en este gen pueden causar una sobreproducción de mastocitos. La mayoría de los casos de MS no son hereditarios. En otras palabras, se trata de una mutación adquirida o somática que ocurre en algún momento de la vida de una persona.

Tipos

Después de diagnosticarse la MS, esta se clasificará con uno de los siguientes cinco tipos:

- **Mastocitosis sistémica inactiva (MSI):** una forma de mastocitosis sistémica, la más común. La mayoría de los síntomas son leves. Tiene un bajo riesgo de progresar a tipos más graves de MS y no afecta la supervivencia.
    - **Mastocitosis de médula ósea (MMO):** es un subtipo de MSI en la que los mastocitos se acumulan anormalmente en la médula ósea, pero no en la piel ni en otros órganos. La anafilaxia puede ser más grave que en la MSI.
- **Mastocitosis sistémica latente (MSL):** si bien es un tipo más leve de MS, en este caso se acumulan más mastocitos que en la MSI. La MSL también presenta un mayor riesgo de progresar a una enfermedad más grave.
- **Mastocitosis sistémica agresiva (MSA):** este tipo implica la acumulación de un mayor número de mastocitos en el cuerpo. Esta acumulación puede afectar la función de los órganos (generalmente el hígado, el tracto GI, los huesos o la médula ósea).
- **Mastocitosis sistémica con neoplasia hematológica asociada (MS-NHA):** este tipo se refiere a una acumulación de mastocitos que se presenta junto con otro trastorno sanguíneo, generalmente síndromes mielodisplásicos, trastorno mieloproliferativo o leucemia mieloide aguda.

- **Leucemia de mastocitos (LM):** un tipo de cáncer muy poco frecuente pero agresivo, que se describe como una acumulación de mastocitos en más de una quinta parte de los tejidos u órganos del cuerpo.

¿Cómo se trata la mastocitosis sistémica?

Si bien no existe cura para la MS, la mayoría de las personas presentan síntomas de leves a moderados que pueden controlarse con tratamiento y evitando los factores desencadenantes. Consulte el *Capítulo 3: Cómo se diagnostica la MS.*

Para obtener más información sobre los tratamientos disponibles, consulte el *Capítulo 4: Tipos de tratamiento.*

En este libro, también se describe el tratamiento para su tipo específico de mastocitosis sistémica.

Para conocer los tipos comunes de MS, como MSI y MSL, consulte el *Capítulo 5: Tratamiento de los tipos comunes de MS.*

Para conocer los tipos avanzados de MS, como la MSA, MS-NHA y LM, consulte el *Capítulo 6: Tratamiento de los tipos avanzados de MS.*

¿Qué puede hacer para recibir la mejor atención?

Luche por usted mismo. Usted tiene un papel importante que desempeñar en su cuidado. En realidad, es más probable que obtenga la atención que desea si hace preguntas y toma decisiones compartidas con su equipo de atención médica.

Las NCCN Guidelines for Patients le ayudarán a comprender los cuidados oncológicos. Con una mejor comprensión, estará más preparado para hablar de sus cuidados con su equipo y compartir sus inquietudes. Muchas personas se sienten más satisfechas cuando desempeñan un papel activo en su atención.

Es posible que no sepa qué preguntar a su equipo de atención médica. Eso es frecuente. Cada capítulo de este libro termina con una sección importante titulada *Preguntas para hacer*. Estas sugerencias de preguntas le ayudarán a obtener más información sobre todos los aspectos de su atención.

Dé el siguiente paso y siga leyendo para saber cuál es el mejor cuidado para usted.

Por qué debería leer este libro

Tomar decisiones sobre la atención oncológica puede ser estresante. Es posible que tenga que tomar decisiones difíciles bajo presión sobre opciones complejas.

Las NCCN Guidelines for Patients son fiables tanto para los pacientes como para los proveedores de atención médica. En ellas, se explican con claridad las recomendaciones de atención actuales formuladas por respetados expertos en la materia. Las recomendaciones se basan en las investigaciones más recientes y prácticas de los mejores centros oncológicos.

La atención oncológica no es igual para todas las personas. Si sigue las recomendaciones de los expertos para su situación, tendrá más probabilidades de mejorar su atención y obtener mejores resultados. Utilice este libro como guía para encontrar la información que necesita para tomar decisiones importantes.

2
Estudios

La planificación del tratamiento comienza con los estudios. Para diagnosticar y tratar la mastocitosis sistémica, se deben realizar estudios precisos. En este capítulo, se presenta una descripción general de los estudios que puede realizarse y qué puede esperar.

La mastocitosis sistémica se diagnostica según una serie de resultados de pruebas que se relacionan con sus síntomas. Consulte el siguiente capítulo sobre cómo identificar sus síntomas y factores desencadenantes.

Para diagnosticar la MS, se suelen realizar biopsias (análisis de muestras de tejido) para evaluar los mediadores de mastocitos y su presencia en la orina, la sangre, la médula ósea y los órganos. Los mediadores de mastocitos son moléculas, como las proteínas, que se liberan como parte de una respuesta inflamatoria. La histamina es un tipo de mediador de los mastocitos.

Es importante comprender el significado de los resultados de estas pruebas, así que asegúrese de hacer preguntas.

Pruebas médicas generales

Antecedentes médicos

Los antecedentes médicos son un registro de todos los problemas de salud y tratamientos que ha tenido durante su vida. Le permite al profesional de atención médica tener una visión general de su salud que lo ayuda a guiar su tratamiento.

Para las nuevas citas o citas de seguimiento, prepárese para enumerar las enfermedades o lesiones que ha tenido y cuándo ocurrieron. Lleve una lista de los medicamentos nuevos y antiguos e incluso los de venta libre, herbarios o los suplementos que esté tomando. Informe al profesional de atención médica sobre cualquier síntoma que tenga. También es posible que quiera llevar fotos de las reacciones alérgicas en la piel y hablar sobre sus antecedentes, así como sobre sus antecedentes de anafilaxia y posibles factores desencadenantes.

Antecedentes familiares

Algunas enfermedades son hereditarias. Su profesional de atención médica le preguntará sobre los antecedentes médicos de sus familiares consanguíneos. Esta información se llama antecedentes familiares. Pregunte a sus familiares sobre los problemas de salud que han padecido, como afecciones cardíacas, cáncer y diabetes, y a qué edad se los diagnosticaron.

Examen físico

Durante un examen físico, el profesional puede hacer lo siguiente:

- Tomar la temperatura, la presión arterial, el pulso y el ritmo de su respiración.
- Controlar su peso y preguntar si ha tenido una pérdida de peso inexplicable.
- Auscultar el corazón y los pulmones.
- Observar sus ojos, oídos, nariz y garganta.
- Palpar y aplicar presión en distintas partes del cuerpo para ver si los órganos, particularmente el bazo y el hígado, tienen tamaño normal, están blandos o duros o si duelen al tacto. Informe a su profesional médico si siente dolor.
- Palpar los ganglios linfáticos inflamados en el cuello, la axila y la ingle. Informe a su profesional médico si siente bultos o tiene dolor.
- Realizar un examen cutáneo completo.

Para ver una lista de posibles estudios, consulte la **Guía 1**.

Análisis de sangre

Los análisis de sangre comprueban si hay signos de la enfermedad y el funcionamiento de los órganos. Se necesita una muestra de sangre, que se toma con una aguja que se coloca en una vena.

Guía 1 **Estudios comunes para la mastocitosis sistémica**
Antecedentes médicos y examen físico, incluidos los antecedentes de síntomas de activación de mastocitos
Perfil metabólico completo con ácido úrico, LDH y PFH
Nivel de triptasa sérica
HC con fórmula leucocitaria
Examen de frotis de sangre
Aspiración y biopsia de médula ósea con citometría de flujo, inmunohistoquímica y citogenética
Análisis de FISH
Pruebas moleculares con un ensayo de alta sensibilidad para *KIT D816V*
Panel de mutaciones mieloides
TC/RM o ecografía de abdomen/pelvis
Exploración DEXA
Evaluación esquelética
Biopsia dirigida de órganos
Análisis de orina de 24 horas (útil en ciertas circunstancias)
Prueba de HLA (útil en ciertas circunstancias)
Evaluación de la carga sintomática y la calidad de vida (CdV) (útil en ciertas circunstancias)

Perfil metabólico completo

Un perfil metabólico completo (PMC) es un análisis que mide 14 sustancias diferentes en la sangre. El PMC proporciona información importante sobre el funcionamiento de sus riñones e hígado, entre otras cosas. Si esos órganos no funcionan correctamente, la mastocitosis sistémica podría ser la causa.

- **Ácido úrico:** el análisis de sangre de ácido úrico es una prueba médica que se utiliza para determinar la cantidad normal de un producto de desecho en la sangre. También se conoce como prueba de urato sérico o nivel de ácido úrico.
- **Lactato deshidrogenasa (LDH):** la LDH es un tipo de proteína presente en la sangre, conocida por ser una enzima. Se encuentra en la mayoría de los tejidos del cuerpo. Cuando estos tejidos se dañan, liberan LDH al torrente sanguíneo u otros fluidos corporales. Si sus niveles de LDH son altos, puede significar que ciertos tejidos de su cuerpo presentan daños por una enfermedad o lesión.
- **Pruebas funcionales hepáticas (PFH):** en las PFH, se miden las sustancias químicas que se producen o procesan en el hígado para evaluar su estado. Los niveles demasiado altos o bajos indican que el hígado no funciona bien o que los conductos biliares pueden estar obstruidos.

Hemograma completo con fórmula leucocitaria

El hemograma completo (HC) mide los niveles de glóbulos rojos, glóbulos blancos y plaquetas en la sangre. La mastocitosis sistémica puede manifestarse como una escasez de glóbulos rojos (anemia) o plaquetas (trombocitopenia), así como un exceso de glóbulos blancos (eosinofilia).

Existen varios tipos de glóbulos blancos. La fórmula leucocitaria cuenta la cantidad de cada tipo de glóbulo blanco. Además, verifica si las cantidades están equilibradas entre sí.

Nivel de triptasa sérica

Este tipo de prueba puede ayudar a determinar si se produjo una reacción alérgica grave. Esta prueba mide la cantidad de triptasa en la sangre. La triptasa es una enzima que se encuentra en los mastocitos. Los mastocitos liberan histamina y otras sustancias químicas (mediadores) cuando forman parte de una respuesta inmunitaria normal, así como de una reacción alérgica.

Consejos para tener en cuenta

- Si es posible, vaya acompañado a sus consultas médicas.
- Escriba preguntas y tome notas durante las citas. No tenga miedo de hacer preguntas a su equipo de atención médica.
- Obtenga copias de los resultados de los análisis de sangre, estudios de diagnóstico por imágenes e informes sobre su enfermedad específica.
- Organice su documentación. Arme archivos para los formularios del seguro, la historia clínica y los resultados de los estudios. Puede hacer lo mismo en su computadora si tiene una.
- Elabore una lista con la información de contacto de todos los miembros del equipo de atención médica. Agréguela a su teléfono. Coloque la lista en la puerta del refrigerador o en un lugar donde alguien pueda acceder a ella en caso de emergencia. Informe a su médico de atención primaria sobre los cambios en esta lista.

Frotis de sangre

El frotis de sangre suele utilizarse como estudio adicional si el HC muestra resultados anormales. Esta prueba se utiliza para evaluar y medir los diferentes tipos de células sanguíneas, así como la presencia de mastocitos. También puede utilizarse para diagnosticar otro trastorno sanguíneo que coincida con la mastocitosis sistémica.

Biopsias

La biopsia es la extracción de una muestra de tejido o grupo de células para analizarla. Es una parte importante para realizar un diagnóstico preciso. La muestra debe ser analizada por un anatomopatólogo experto en el diagnóstico de la mastocitosis sistémica. El anatomopatólogo observará el aspecto general, el tamaño, la forma y el tipo de las células. Se realizarán pruebas con las células obtenidas por biopsia, las cuales se enumeran a continuación.

Aspiración y biopsia de médula ósea

Es posible que su profesional médico le solicite una aspiración y biopsia de médula ósea para detectar el aumento de mastocitos en la médula ósea. La médula ósea es como un líquido esponjoso. La aspiración de la médula ósea extrae parte del líquido de esa esponja; la biopsia extrae una parte de la esponja. Durante la aspiración, se introduce una aguja hueca en el hueso a través de la piel. La médula ósea líquida se extrae con una jeringa. Durante la biopsia, se usa una aguja para extraer una muestra del núcleo de la parte sólida de la médula ósea. Las muestras se envían a un laboratorio para su análisis. Puede sentir dolor en el hueso de la cadera durante algunos días. Pueden aparecer moretones en la piel.

Pregunte a su profesional médico sobre el tipo de análisis de médula ósea que pueden realizarse y dónde se tomará la muestra. Pregunte también si se le administrará algún medicamento que le permita relajarse y bloquear el dolor asociado con el procedimiento.

Aspiración y biopsia de médula ósea

Aquí se ve una aguja hueca que se inserta a través del hueso para extraer una muestra.

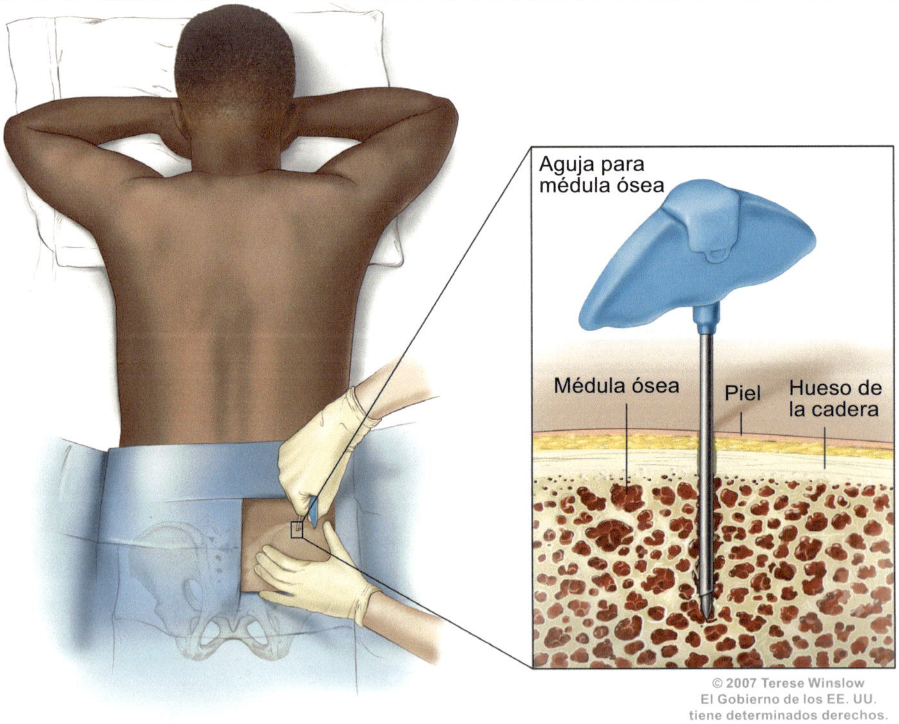

Biopsias dirigidas de órganos

En la mastocitosis sistémica, es posible que reciba una de las siguientes biopsias dirigidas de órganos, según los síntomas que presente.

Endoscopía gastrointestinal superior

Si presenta síntomas abdominales (como dolor, náuseas, vómitos y diarrea), su profesional médico podría solicitar una endoscopia. La biopsia del tracto gastrointestinal (GI) superior se suele realizar para confirmar el diagnóstico de mastocitosis sistémica mediante la detección de mastocitos acumulados en el tracto GI. Este procedimiento utiliza un endoscopio, un dispositivo largo y tubular con una luz incorporada y una videocámara miniatura. Después de recibir un sedante (medicamento que le permite relajarse durante el procedimiento) y un medicamento para adormecer la garganta, el endoscopio se guía por la garganta. Luego, se introduce en el esófago, el estómago y la parte superior del intestino delgado. Esto le permite a su profesional médico inspeccionar el revestimiento de estos órganos y buscar cualquier signo de cáncer u otras anomalías, como vasos sanguíneos dilatados o úlceras que pueden haberse producido por la acumulación de mastocitos. Después del procedimiento, puede sentir dolor de garganta y algo de inflamación.

"Sea su propio defensor. Converse con alguien que haya pasado por lo mismo que usted. Haga muchas preguntas, incluso las que tenga miedo de hacer. Tiene que protegerse y cerciorarse de tomar las mejores decisiones y recibir la mejor atención para su caso en particular".

Biopsia de hígado

Si el hígado está agrandado, esto puede ser signo de mastocitosis, pero también de muchas otras enfermedades. Para poder determinar la causa, su profesional médico podría solicitar una biopsia de hígado. En una biopsia de hígado, se inserta una aguja a través de la piel del abdomen para extraer una muestra de hígado. O bien, se puede

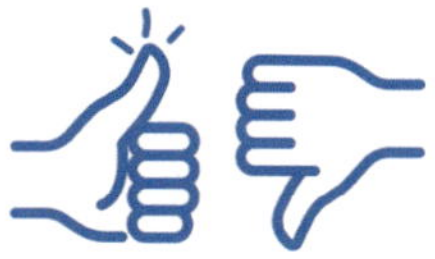

¡Cuéntenos qué opina!

Tómese un momento para completar una encuesta en línea sobre NCCN Guidelines for Patients.
NCCN.org/patients/response

insertar una aguja a través de una vena grande del cuello (yugular) y llevarla hasta una vena (vena cava inferior) cerca del hígado.

Inmunofenotipificación

La inmunofenotipificación es un tipo de estudio de diagnóstico que busca la presencia o ausencia de antígenos específicos de los glóbulos blancos. Estos antígenos son proteínas que se pueden encontrar en la superficie o dentro de los glóbulos blancos. Se llaman biomarcadores.

El hemograma completo puede contar la cantidad de glóbulos blancos, pero no puede detectar las diferencias sutiles entre los distintos tipos de cáncer de la sangre. La inmunofenotipificación puede detectar esas sutiles diferencias.

Existen dos métodos de estudio:

- Citometría de flujo
- Inmunohistoquímica

Citometría de flujo

La citometría de flujo es un método de laboratorio que se utiliza para detectar, identificar y contar células específicas. La citometría de flujo implica teñir las células con un tinte sensible a la luz. Las células teñidas se pasan a través de un rayo láser en una máquina. La máquina mide la cantidad de células, la forma, el tamaño y otras características únicas de las células. La citometría de flujo se puede usar en células de sangre circulante (periférica) o en una muestra de aspiración de médula ósea.

Los biomarcadores de la mastocitosis que se encuentran en la citometría de flujo son las proteínas CD117, CD25, CD30 y CD2.

Inmunohistoquímica

La inmunohistoquímica (IHQ) es un proceso de tinción especial que implica incorporar marcadores químicos a las células. Luego, las células se estudian con un microscopio para identificar las proteínas específicas. Las proteínas que ayudan a diagnosticar la MS incluyen la triptasa, así como las proteínas CD117, CD2, CD25 y CD30.

Células estudiadas con citometría de flujo

Las células teñidas se pasan a través de rayos láser para medir su tamaño y forma.

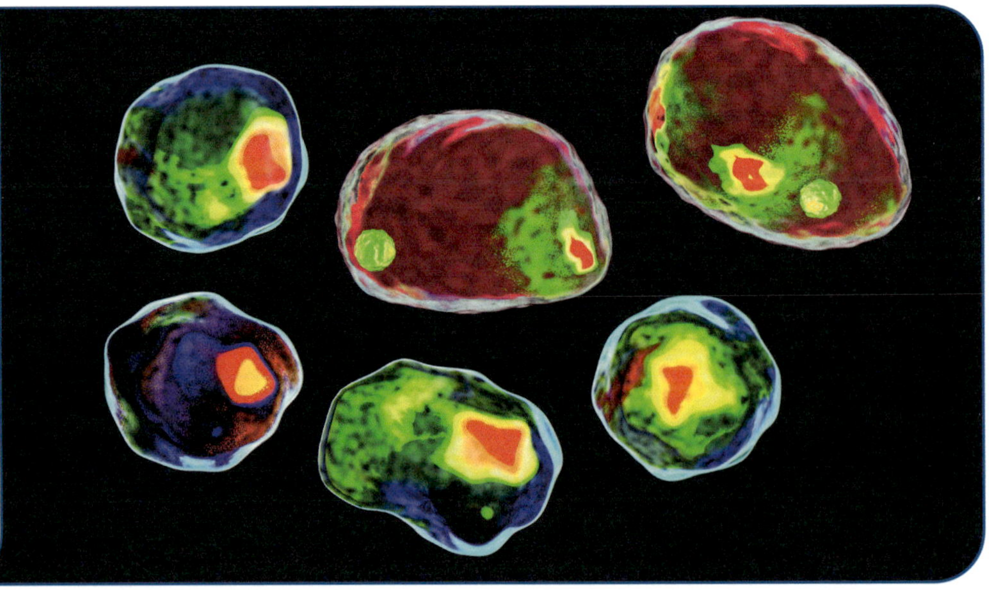

Estudios genéticos

Su profesional de atención médica podría recomendar pruebas para detectar mutaciones genéticas. Los genes indican a las células en qué convertirse y qué hacer. En un proceso llamado mutación, se produce una falla en el código genético. Esto puede hacer que las células crezcan y se dividan sin control.

Los estudios genéticos buscan detectar la presencia o ausencia de ciertas mutaciones genéticas. Se pueden realizar en la médula ósea o en una muestra de sangre. Los resultados de los estudios ayudarán a su equipo de tratamiento a comprender mejor su enfermedad y a elaborar un plan de tratamiento.

Citogenética

La citogenética es un tipo de estudio genético que utiliza muestras de tejido, sangre o médula ósea para detectar cambios en los cromosomas. Un cromosoma es una molécula larga de ADN que contiene el material genético de un organismo. El estudio busca específicamente cromosomas dañados, faltantes, reordenados o adicionales.

Panel de mutaciones mieloides

Un panel de mutaciones mieloides es un análisis de sangre que se utiliza para identificar genes mutados. Esta prueba ayuda a diagnosticar y controlar enfermedades como la leucemia mieloide aguda (LMA), el síndrome mielodisplásico (SMD), la neoplasia mieloproliferativa (NMP) y el SMD/NMP. Se debe remarcar que este panel no es lo suficientemente sensible para detectar la mutación (*KIT*) que se presenta con la MS, por lo que se requieren las pruebas adicionales mencionadas más adelante.

Análisis de FISH

La hibridación fluorescente *in situ* (FISH) es un método en el que se utilizan unos tintes especiales

Alfa triptasemia hereditaria

La alfa triptasemia hereditaria (HαT) se refiere a una variante genética (llamada polimorfismo). Las personas con HαT heredaron una copia adicional del gen (*TPSAB1*) que produce una proteína llamada triptasa.

Como tienen genes adicionales que producen la proteína, terminan produciendo más triptasa. Además, si el nivel de triptasa es muy alto, esto puede implicar un exceso de mastocitos o mastocitosis sistémica (MS).

Las personas con MS son más propensas a tener HαT. Sin embargo, las personas sin MS también pueden padecerla.

HαT puede o no causar síntomas y, en la mayoría de los casos, no los presenta. No obstante, cuando se presentan síntomas, estos pueden incluir los siguientes:

- Picazón en la piel, rubefacción, urticaria y anafilaxia.
- Síntomas gastrointestinales (GI), como hinchazón, dolor abdominal, diarrea o estreñimiento, acidez estomacal y dificultad para tragar.
- Síntomas del tejido conectivo, como hipermovilidad articular y escoliosis.
- Síntomas cardíacos, como taquicardia o fluctuaciones de la presión arterial con o sin desmayos.
- Ansiedad, depresión y ataques de pánico.

llamados sondas que se adhieren a partes del ADN. Con el análisis de FISH, es posible detectar translocaciones (cambio de partes entre 2 cromosomas) e inversiones (cambio de partes dentro de 1 cromosoma) que son demasiado pequeñas para observarlas con otros métodos. Sin embargo, solo se puede usar para cambios conocidos. No puede detectar todos los cambios posibles que se encuentran dentro de los cromosomas (cariotipos).

Mutaciones del gen *KIT*

La mutación del gen *KIT* es el cambio genético más común en personas con mastocitosis sistémica. El gen *KIT* proporciona instrucciones para la producción de una proteína. Es importante para el desarrollo y la función de ciertos tipos de células. Esto incluye células reproductivas (células germinales), células sanguíneas precursoras (células madre hematopoyéticas), glóbulos blancos (mastocitos), células del tracto gastrointestinal, llamadas células intersticiales de Cajal, y melanocitos. El gen específico de la mastocitosis sistémica es el *KIT D816V*.

Diagnóstico por imágenes

En los estudios de diagnóstico por imágenes, se toman fotografías (imágenes) del interior del cuerpo. Es posible que deba realizarse estudios de diagnóstico por imágenes para tener más detalles sobre los órganos que podrían verse afectados y producir síntomas de la mastocitosis sistémica. Un radiólogo, experto que interpreta las imágenes de los estudios, redactará un informe y lo enviará a su profesional médico. Los resultados de los estudios se analizarán con usted.

TC

La tomografía computarizada (TC o TAC) consiste en una máquina de rayos X computarizada. Toma muchas imágenes (radiografías) desde distintos ángulos de la misma parte del cuerpo. Las imágenes se fusionan para formar una imagen tridimensional.

En algunos casos, se utilizará un medio de contraste. El medio de contraste se utiliza para mejorar las imágenes del interior del cuerpo. Los medios de contraste no son colorantes, sino sustancias que ayudan a realzar y mejorar las imágenes de varios órganos y estructuras en el cuerpo. Se usan para que las imágenes sean más claras. El medio de contraste se puede tomar por boca (vía oral) o se puede administrar por vena (IV). El medio de contraste no es permanente y se expulsa del cuerpo a través de la orina inmediatamente después del estudio.

Se le indicará tomar entre 8 y 10 vasos de agua durante las 24 horas posteriores a la toma del medio de contraste. Esto ayudará a expulsar el medio de contraste de su sistema, incluso de los riñones.

Informe a los profesionales médicos si ha tenido reacciones alérgicas al medio de contraste en el pasado. Esto es importante. Es posible que le administren medicamentos, como difenhidramina (Benadryl) y prednisona (esteroides), para evitar los efectos de dichas alergias. Es posible que no se utilice el medio de contraste si tiene una alergia grave o si sus riñones no funcionan bien.

RM

La exploración por resonancia magnética (RM) usa imanes potentes y ondas sonoras para tomar imágenes digitales del interior del cuerpo. No se utilizan rayos X. Es posible que se utilice un medio de contraste.

Ecografía

La ecografía usa ondas sonoras de energía alta para generar imágenes del interior del cuerpo. La sonda se coloca sobre el abdomen. Es similar a la ecografía utilizada para el embarazo. La ecografía no causa dolor y no utiliza rayos X, por lo que puede repetirse todas las veces que sea necesario. A veces, se usa una ecografía o una TC para guiar una biopsia.

Exploración DEXA

La exploración DEXA es un estudio de diagnóstico por imágenes que mide la fuerza ósea (densidad). Las exploraciones DEXA se utilizan para determinar el riesgo de osteoporosis (pérdida ósea) y osteopenia (debilitamiento óseo). La osteoporosis y la osteopenia son complicaciones comunes de la acumulación de mastocitos.

Evaluación esquelética

La evaluación esquelética, también conocida como estudio óseo, consiste en una serie de radiografías que se toman para observar todos los huesos del cuerpo. Este estudio se utiliza para determinar la presencia de una enfermedad ósea.

Otros estudios

Es posible que le realicen más estudios, como análisis de orina, tipificación de HLA o una evaluación de la calidad de vida. Estos estudios ayudarán a determinar la gravedad de su enfermedad y el tratamiento de los síntomas.

Análisis de orina

Los análisis de orina suelen utilizarse para determinar la presencia de histamina en el organismo. La prueba consiste en analizar la orina durante un período de 24 horas para evaluar la producción de histamina durante un período más largo que un análisis de sangre.

Tipificación de HLA

El antígeno leucocitario humano (HLA) es una proteína que se encuentra en la superficie de la mayoría de las células. Desempeña un papel importante en la respuesta inmunitaria del cuerpo. Los HLA son únicos para cada persona. Marcan las células de su cuerpo. El cuerpo detecta estos marcadores que indican que células son suyas. El conjunto de HLA de cada persona se llama tipo de HLA o tipo de tejido.

La tipificación de HLA es una prueba de sangre que detecta el tipo de HLA de la persona. Este estudio se realiza antes de un trasplante de células madre sanguíneas (alogénico) de un donante, que puede ser un tratamiento para los tipos avanzados de mastocitosis sistémica.

Para encontrar un donante compatible, se comparará su tipo de HLA con el del donante para evaluar cuántas proteínas son iguales.

Evaluación de la calidad de vida

Es posible que le soliciten completar una evaluación de la calidad de vida. Es un cuestionario diseñado específicamente para personas con mastocitosis. Se utiliza para identificar su bienestar físico y mental actual, así como su capacidad para realizar sus actividades diarias. También se utiliza para registrar la manera en que el tratamiento mejora o afecta su calidad de vida.

La calidad de vida se refiere al disfrute general de la vida de una persona, incluida su sensación de bienestar y su capacidad para participar en sus actividades habituales.

¿Cuál es el siguiente paso?

En este capítulo, se presentó una descripción general de los diferentes tipos de estudios que se pueden realizar para diagnosticar la mastocitosis sistémica y guiar su tratamiento. En el siguiente capítulo, se abordarán los signos y síntomas, así como los factores desencadenantes que deben considerarse (junto con los resultados de los estudios) en el diagnóstico.

Puntos clave

- La mastocitosis sistémica se diagnostica en función de los resultados de una serie de estudios. Su diagnóstico determinará su plan de tratamiento. Es importante que comprenda lo que significa cada estudio.
- Los análisis de sangre comprueban si hay signos de la enfermedad y el funcionamiento de los órganos. Se necesita una muestra de sangre, que se toma con una aguja que se coloca en una vena.
- La biopsia es la extracción de una muestra de tejido o grupo de células para analizarla. Es una parte importante para realizar un diagnóstico preciso.
- La inmunofenotipificación utiliza anticuerpos para detectar la presencia o ausencia de ciertos antígenos de los glóbulos blancos. Estos antígenos son proteínas que se pueden encontrar en la superficie o dentro de los glóbulos blancos. Se llaman biomarcadores.
- Los estudios genéticos buscan detectar la presencia o ausencia de ciertas mutaciones genéticas. Los resultados de los estudios ayudarán a su equipo de tratamiento a comprender mejor su enfermedad y a elaborar un plan de tratamiento.
- En los estudios de diagnóstico por imágenes, se toman fotografías del interior del cuerpo.
- Es posible que le realicen otros estudios, como análisis de orina, tipificación de HLA o una evaluación de la calidad de vida. Estos estudios ayudarán a determinar la gravedad de la enfermedad y el tratamiento de los síntomas.

Preguntas para hacer

- ¿Qué estudios son necesarios? ¿Qué otros estudios se recomiendan?
- ¿Qué se puede hacer para que me sienta a gusto durante los estudios?
- ¿Cómo me preparo para los estudios?
- ¿Cómo y dónde se realizará el estudio?
- ¿Cuándo sabré los resultados y quién me los explicará?

3
Cómo se diagnostica la MS

El tratamiento de la mastocitosis sistémica depende del diagnóstico. El diagnóstico depende de los signos, síntomas y factores desencadenantes de la enfermedad. Después de conocer los síntomas y realizarse estudios, se le diagnosticará uno de los cinco tipos de mastocitosis sistémica.

Signos y síntomas

Los signos y síntomas de la mastocitosis sistémica son clave para el diagnóstico, control y tratamiento de su afección. Los síntomas de la mastocitosis varían y dependen de la parte del cuerpo afectada por la acumulación de mastocitos. Siempre es importante informar a su profesional de atención médica sobre cualquier síntoma que experimente.

Los signos y síntomas pueden incluir algunos o muchos de los siguientes:

Signos y síntomas en la piel

- Rubefacción (enrojecimiento de la piel o calor)
- Máculas (manchas planas, marrones o tostadas descoloridas de menos de un centímetro de ancho, aproximadamente el grosor de un lápiz)
- Picazón
- Urticaria (ronchas o protuberancias elevadas que pican)

Signos y síntomas gastrointestinales (GI)

- Dolor abdominal
- Náuseas
- Vómitos
- Diarrea

Signos y síntomas cardíacos

- Frecuencia cardíaca acelerada, dolor en el pecho
- Presión arterial baja, que puede producir mareos o desmayos

Otros signos y síntomas

- Sibilancias, falta de aire
- Congestión y picazón nasal
- Dolor de huesos o dolor muscular
- Niebla mental
- Fatiga
- Mareos
- Dolores de cabeza frecuentes

Signos y síntomas: ¿cuál es la diferencia?

Los **signos** son los efectos de un problema de salud que otras personas pueden ver (como erupciones, sangrado o inflamación) y los **síntomas** son aquellos que la persona experimenta y que otros no pueden ver (como dolor, náuseas o cansancio).

También puede experimentar inflamación de los ganglios linfáticos, el hígado y el bazo, así como anemia (niveles bajos de hierro en la sangre).

Factores desencadenantes

Los síntomas de mastocitosis pueden producirse por sí mismos (espontáneamente), pero es más probable que ocurran si se desencadenan.

Los factores desencadenantes comunes pueden incluir lo que come, bebe, hace o toma, por ejemplo:

- Alimentos picantes
- Alcohol
- Ejercicio
- Ciertos medicamentos y vacunas
- Cirugía y otros procedimientos médicos

Los factores desencadenantes también pueden provenir de su entorno o de su cuerpo:

- Picaduras de insectos y veneno de animales
- Temperaturas extremas o cambios repentinos de temperatura
- Sol o luz solar
- Olores naturales o de químicos
- Fricción o vibraciones en la piel
- Estrés físico y emocional
- Infecciones

Complicaciones

El control eficaz de los síntomas y factores desencadenantes puede ayudar a evitar las complicaciones de la mastocitosis sistémica. Las complicaciones son los resultados no deseados de una enfermedad o un tratamiento mal controlado. Pueden afectar negativamente en los resultados. Estas son algunas complicaciones de la mastocitosis sistémica:

Una reacción anafiláctica potencialmente mortal puede ocurrir como complicación de la mastocitosis sistémica. Su profesional médico le pedirá que lleve consigo dos presentaciones inyectables de epinefrina en todo momento.

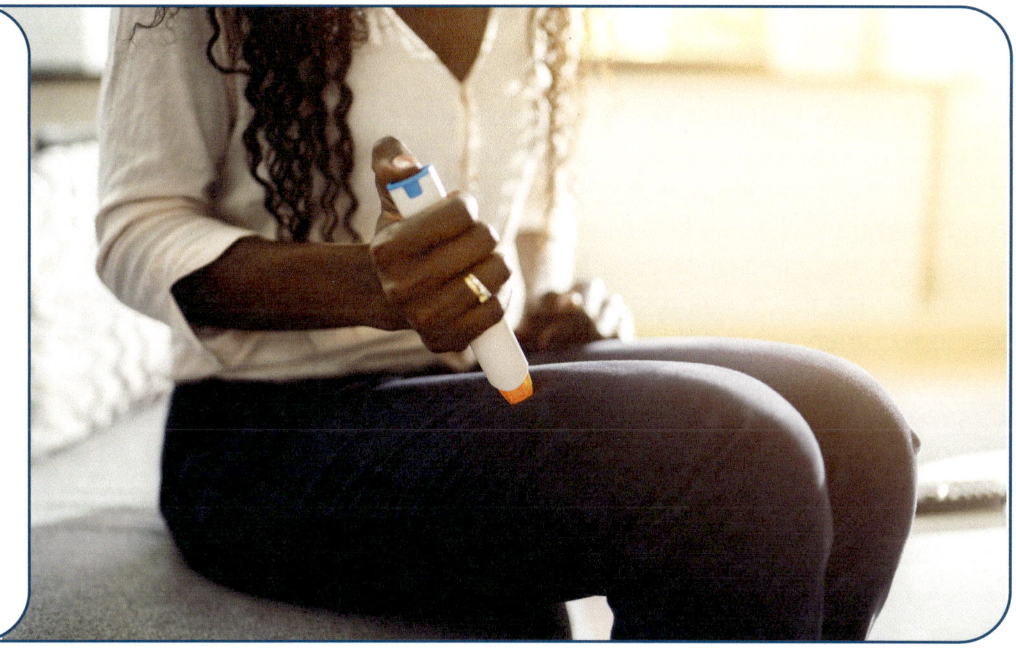

- **Reacción anafiláctica (anafilaxia):** taquicardia, desmayos, pérdida del conocimiento y choque. Este tipo de reacción alérgica grave puede requerir una inyección de epinefrina. La inyección de epinefrina es un tratamiento de emergencia para la anafilaxia potencialmente mortal.
- **Trastornos sanguíneos:** anemia (no hay suficientes glóbulos rojos), citopenia (bajo recuento de glóbulos blancos, glóbulos rojos o plaquetas) y coagulación sanguínea deficiente (no hay suficientes plaquetas).
- **Enfermedad de úlcera péptica:** úlceras y dolor en el tracto GI.
- **Densidad ósea reducida:** osteopenia y osteoporosis.
- **Fracturas óseas:** causadas por huesos más débiles.
- **Problemas de hígado, bazo y ganglios linfáticos:** inflamación y problemas con el funcionamiento de estos órganos.
- **Insuficiencia orgánica:** inflamación o agrandamiento y daño resultante en los órganos.

Diagnóstico

La mastocitosis sistémica suele diagnosticarse por los signos y síntomas mencionados anteriormente o, en caso de experimentar anafilaxia, mediante la recomendación de su profesional de atención médica de realizarse otros estudios. Después de un examen físico, su profesional médico podría recomendar una biopsia de médula ósea o una gammagrafía ósea, así como análisis de sangre u orina para medir los niveles de químicos específicos o sustancias relacionadas con los mastocitos.

Si en los estudios se observan niveles elevados de estas sustancias o la presencia de mastocitos atípicos (inusuales), es probable que le diagnostiquen MS.

También podrían hacerle otros estudios para confirmar o definir su diagnóstico. Estos incluyen otros tipos de estudios de diagnóstico por imágenes como RM y TC, estudios gastrointestinales o genéticos para confirmar la presencia de una mutación en el gen *KIT*. Consulte el *Capítulo 2: Estudios* para conocer los diversos estudios que podrían realizarse.

Los resultados de los estudios identificarán la mastocitosis sistémica como uno de los cinco tipos comunes o avanzados:

- MS inactiva (común)
- MS latente (común)
- MS agresiva (avanzada)
- MS con neoplasia hematológica asociada (avanzada)
- Leucemia de mastocitos con o sin NHA (avanzada)

¿Cuál es el siguiente paso?

Después de recibir el diagnóstico y el tipo de MS, recibirá tratamiento según esta información. En el siguiente capítulo, se presenta una descripción general de los distintos tipos de tratamiento de la MS. Tenga en cuenta que esto es solo una descripción general y que no recibirá todos los tratamientos para su tipo de MS. Para conocer sobre tratamientos más específicos, consulte el capítulo acerca de su tipo de mastocitosis sistémica (común o avanzada).

Puntos clave

- Los signos y síntomas son clave para diagnosticar la mastocitosis sistémica.
- Los factores desencadenantes son los que pueden causar los síntomas.
- Pueden producirse complicaciones debido a síntomas mal controlados.
- Una vez realizados los estudios, se le diagnosticará uno de los cinco tipos de MS.

Preguntas para hacer

- ¿Qué tipo de mastocitosis tengo?
- ¿Puede explicar mi diagnóstico de la forma más simple posible?
- ¿Qué tan controlable es mi tipo de mastocitosis sistémica?
- ¿Hay algún hospital o centro oncológico cercano que se especialice en mastocitosis sistémica?
- ¿Deberé realizarme más estudios?

“

Es normal tener días malos, pero no se deje vencer. La actitud positiva ayuda mucho”.

4

Tipos de tratamiento

En este capítulo, se presenta una descripción general de los diferentes tipos de tratamiento para la mastocitosis sistémica. Juntos, usted y su profesional médico elegirán el plan de tratamiento que sea mejor para usted.

Existen muchos tratamientos eficaces para la mastocitosis sistémica. Con frecuencia, esto implica combinaciones de medicamentos que pueden tratar los diversos síntomas que se producen por la activación de mastocitos (llamada terapia con medicamentos antimediadores). Muchos tratamientos se enumeran a continuación y en la **Guía 2**.

Guía 2 Tratamientos comunes para la MS (en orden alfabético)
TCH alogénico
Antihistamínicos
Bifosfonatos
Ensayos clínicos
Tratamiento complementario general
Inmunosupresores
Estabilizador de mastocitos (cromoglicato sódico)
Anticuerpo monoclonal (omalizumab)
Observación
Terapia dirigida

Lo más importante es que el tratamiento comienza con una conversación con su equipo de atención médica, que también ofrecerá ayuda durante el proceso.

Equipo de atención médica

Las decisiones sobre el tratamiento deben estar a cargo de un equipo multidisciplinario. Este es un equipo de profesionales de atención médica con diferentes antecedentes profesionales que tienen conocimiento (capacitación) y experiencia en mastocitosis sistémica. Este equipo debe reunirse para planificar e implementar su tratamiento. Pregunte quién coordinará su atención.

Usted conoce su cuerpo mejor que nadie. Ayude a otros miembros del equipo a comprender lo siguiente:

- Cómo se siente
- Qué necesita
- Qué funciona y qué no

Después de conocer a su equipo de atención médica, puede tener muchas opciones de tratamiento según sus síntomas.

Observación

La observación es un plan que sigue de cerca su afección. La observación también puede conocerse como vigilancia, monitoreo u observación y espera. Durante este tiempo, se le realizarán estudios de forma periódica para detectar síntomas nuevos o cambiantes. No recibirá ningún tratamiento durante la observación.

Tratamiento complementario

El tratamiento complementario ayuda a mejorar su calidad de vida durante el tratamiento del cáncer y después de este. El objetivo es prevenir o controlar los efectos secundarios y los síntomas, como el dolor y la fatiga relacionados con el cáncer. También aborda los problemas mentales, sociales y espirituales a los que se enfrentan las personas con cáncer.

El tratamiento complementario está disponible para todas las personas con cáncer y sus familias, no solo para las que se encuentran al final de la vida. También se denomina cuidados paliativos.

El tratamiento complementario también puede ayudar en los siguientes aspectos:

- Toma de decisiones sobre el tratamiento.
- Coordinación de la atención médica.
- Pago de la atención médica.
- Planificación anticipada de la atención y relacionada con el final de la vida.

El tratamiento complementario puede ayudar a aliviar diversos síntomas de la MS, incluidos los que se enumeran a continuación.

Diarrea

La diarrea son evacuaciones intestinales frecuentes y acuosas. Su equipo de atención médica le dirá cómo tratar la diarrea y podría recomendarle medicamentos para detenerla. Es importante beber mucho líquido. Los cambios en su dieta pueden ayudar.

Malestar emocional

El malestar emocional es una experiencia desagradable de naturaleza mental, física, social o espiritual. Puede afectar cómo uno se siente, piensa y actúa. El malestar emocional puede incluir sentimientos de tristeza, miedo, impotencia, preocupación, ira y culpa.

La depresión, la ansiedad y los problemas para dormir son comunes en personas con cáncer. Hable con su profesional médico y con aquellas personas con quienes se siente a gusto sobre cómo se siente. Hay servicios y personas que pueden ayudar. Cuenta con servicios de apoyo y asesoramiento disponibles.

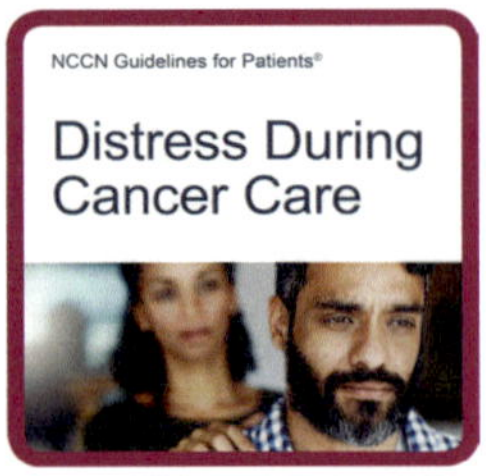

Consulte más información en *NCCN Guidelines for Patients: Malestar emocional durante el tratamiento del cáncer* en NCCN.org/patientguidelines y en la aplicación NCCN Patient Guides for Cancer.

Fatiga

La fatiga es una sensación de cansancio o falta de energía. Existen tratamientos para tratarla. Hágale saber a su equipo de atención médica cómo se siente y si la fatiga le impide hacer las cosas que disfruta. Cumplir con una dieta equilibrada, hacer ejercicio, yoga y recibir masajes puede ayudarlo. Es posible que lo deriven a un nutricionista (un experto en nutrición y alimentos) para ayudarlo con la fatiga.

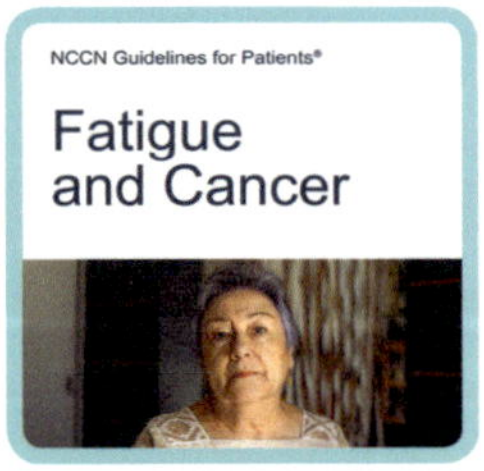

Consulte más información en *NCCN Guidelines for Patients: Fatiga y cáncer* en NCCN.org/patientguidelines y en la aplicación NCCN Patient Guides for Cancer.

Fertilidad

La fertilidad es la capacidad de tener hijos. Para preservar la fertilidad, se pueden tomar medidas antes de iniciar el tratamiento. Sin embargo, esto no siempre es posible. Las personas que deseen tener hijos en el futuro deberían consultar a un especialista en fertilidad para conversar acerca de las opciones.

Náuseas y vómitos

Las náuseas y vómitos pueden ser un signo de mastocitosis sistémica. Si esto sucede, se le administrarán medicamentos para tratar las náuseas y los vómitos. Consulte más información en *NCCN Guidelines for Patients: Náuseas y vómitos* en NCCN.org/patientguidelines y en la aplicación NCCN Patient Guides for Cancer.

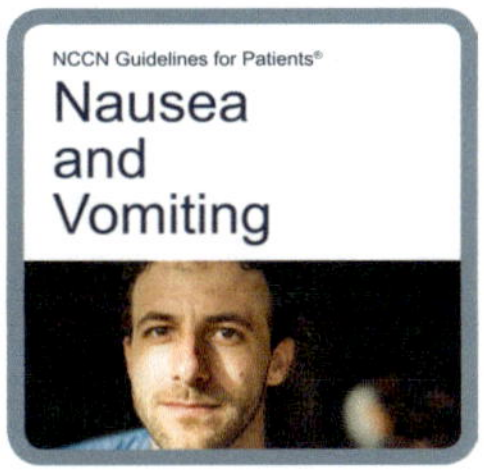

Problemas para comer

Algunos efectos secundarios de la mastocitosis sistémica pueden causar que sienta falta de apetito o malestar estomacal (náuseas). Es posible que tenga la boca dolorida. Comer de forma saludable es importante durante el tratamiento. Incluye consumir una dieta equilibrada, ingerir la cantidad adecuada de comida y beber una cantidad suficiente de líquidos.

Un nutricionista matriculado podría ayudar en su caso. Hable con su equipo de atención médica si tiene problemas para comer o mantener su peso.

Dolor

El dolor es un síntoma común en la mastocitosis sistémica. Puede deberse a las náuseas, los vómitos o los cólicos abdominales de la diarrea. Informe a su equipo de atención médica si sufre dolores o molestias. Es posible que se reúna con un especialista en cuidados paliativos o con un especialista en dolor para controlar el dolor.

Su equipo de atención médica

El tratamiento de la mastocitosis sistémica requiere un equipo de médicos y otros expertos. Su equipo de atención médica puede incluir los siguientes profesionales:

Dermatólogos: diagnostican y tratan enfermedades de la piel.

Hematólogos: diagnostican y tratan enfermedades de la sangre y tipos de cáncer relacionados.

Anatomopatólogos: evalúan y analizan la sangre y los tejidos para diagnosticar y clasificar enfermedades.

Gastroenterólogos: diagnostican y tratan enfermedades que se presentan en el sistema gastrointestinal.

Alergólogos: diagnostican y tratan el asma y otras enfermedades alérgicas.

Inmunólogos: diagnostican y tratan afecciones relacionadas con el sistema inmunitario.

Epinefrina

La epinefrina, también conocida como adrenalina, pertenece a una clase de medicamentos llamados agonistas alfa y beta adrenérgicos (agentes simpaticomiméticos) que se utilizan en emergencias para tratar reacciones alérgicas. Es una hormona que se produce en las glándulas suprarrenales. La epinefrina mejora rápidamente la respiración, estimula el corazón, aumenta la presión arterial baja, revierte la urticaria y reduce la inflamación de la cara, los labios y la garganta. Existe una forma de epinefrina (EpiPen) que puede inyectarse en la piel, generalmente en el muslo, para revertir la anafilaxia (una reacción alérgica potencialmente mortal y una emergencia médica). Los expertos de NCCN recomiendan llevar siempre consigo dos EpiPens en caso de anafilaxia.

Antihistamínicos

Los antihistamínicos, también conocidos como medicamentos para la alergia, bloquean las histaminas para detener los síntomas de la alergia. La histamina es una sustancia química que el sistema inmunitario libera para defenderse de un alérgeno. Los antihistamínicos se utilizan para tratar la mastocitosis sistémica porque muchos de sus síntomas son similares a los de una reacción alérgica. Los antihistamínicos pueden controlar la picazón en la piel, los ojos llorosos y otros síntomas alérgicos de la MS.

Estos son los antihistamínicos comunes para tratar los síntomas de la mastocitosis sistémica:

- Clorhidrato de cetirizina (Zyrtec)
- Cimetidina (Tagamet)
- Desloratadina (Clarinex)
- Doxilamina (Unisom)
- Famotidina (Pepcid)
- Fexofenadina (Allegra)
- Hidroxizina (Atarax, Vistaril)
- Loratadina (Claritin)
- Levocetirizina (Xyzal)

"Tener una enfermedad crónica y poco frecuente conlleva mucha incertidumbre. A veces, es necesario recordar a los profesionales que el componente emocional es real y tan importante como el físico".

Estabilizador de mastocitos

El cromoglicato sódico es un estabilizador de mastocitos que ayuda a reducir la inflamación. Los estabilizadores de mastocitos evitan que los mastocitos liberen histamina y otros mediadores químicos. Pueden usarse para prevenir o tratar diversos síntomas de la mastocitosis sistémica. El cromoglicato sódico puede administrarse por vía oral, en forma de gotas oftálmicas, ungüento tópico, aerosol nasal o inhalarse con un nebulizador.

Anticuerpo monoclonal

El tratamiento con anticuerpos monoclonales es un tipo de inmunoterapia que puede reducir la liberación de sustancias que causan alergias en el organismo. Esto puede reducir la inflamación de las vías respiratorias y facilitar la respiración. El omalizumab (Xolair) es un anticuerpo monoclonal que trata el asma alérgica, la urticaria crónica y las alergias alimentarias. Se administra mediante una inyección en un hospital o clínica.

Bifosfonatos

Los bifosfonatos son medicamentos que ayudan a fortalecer los huesos y a prevenir la pérdida ósea causada por la osteoporosis y otras afecciones. Podría necesitarlos si su exploración DEXA muestra osteoporosis u osteopenia.

Estos son algunos bifosfonatos comunes:

- Alendronato (Fosamax)
- Ibandronato (Boniva)
- Risedronato (Actonel)
- Ácido zoledrónico (Reclast)

Inmunosupresores

La terapia inmunosupresora (TIS) usa materiales producidos por el cuerpo o en un laboratorio para actuar sobre el funcionamiento del sistema inmunitario, mejorarlo o restaurarlo. La TIS es un tipo de terapia farmacológica que disminuye la respuesta inmunitaria del cuerpo para permitir que las células madre sanguíneas de la médula ósea crezcan y formen nuevos glóbulos. Los inmunosupresores pueden ser tópicos (sobre la piel) o sistémicos (que actúan en todo el cuerpo).

Estas son las TIS que se utilizan para tratar la mastocitosis sistémica:

- Modificadores de la respuesta biológica
- Esteroides

Modificadores de la respuesta biológica

Los modificadores de la respuesta biológica (MRB) son un tipo de tratamiento que activa el sistema inmunitario del cuerpo para combatir el cáncer. Los MRB también se conocen como inmunoterapia. Se utilizan para ayudar al sistema inmunitario a realizar su función.

El peginterferón alfa-2a (Pegasys) es un MRB específico que se utiliza para tratar la mastocitosis sistémica. Es un medicamento con interferón que ayuda a regular el sistema inmunitario. El cuerpo produce la proteína interferón para ayudar a combatir los virus. El peginterferón alfa-2a ayuda a potenciar esa capacidad y puede utilizarse en

Esteroides

En la mastocitosis sistémica, los esteroides se utilizan para ayudar a reducir las alergias y la inflamación. Los tipos más comunes de esteroides se presentan en comprimidos, líquidos o inyecciones intravenosas (en una vena).

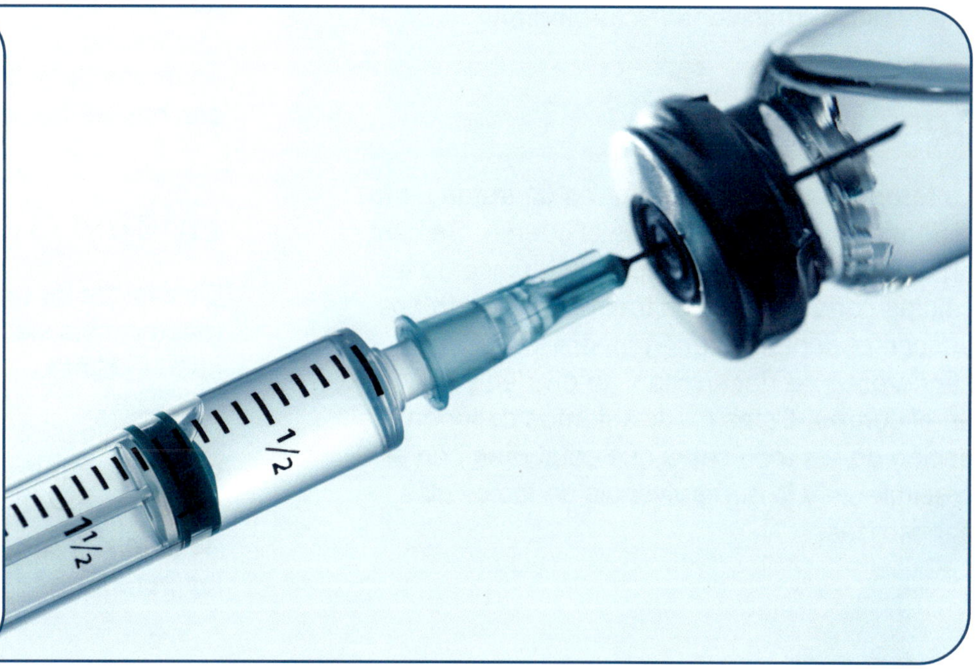

tipos más avanzados de mastocitosis sistémica. Se inyecta en la piel (vía subcutánea). Se puede utilizar con o sin prednisona.

Esteroides

Los corticosteroides, o esteroides, son inmunosupresores de laboratorio que se utilizan para reducir la inflamación. Los esteroides pueden aplicarse sobre la piel en forma de ungüento o gel, inhalarse por la boca, usarse como enjuague bucal (oral), tomarse en forma de pastilla o administrarse por vía intravenosa (IV).

Los esteroides pueden causar efectos secundarios a corto y largo plazo. Consulte a su equipo de atención médica sobre los posibles efectos secundarios.

Estos son los esteroides que se utilizan para tratar la mastocitosis sistémica:

- Prednisona
- Dipropionato de beclometasona (Diprolene)
- Dexametasona/fosfato sódico de dexametasona
- Hidrocortisona (Cortef)
- Metilprednisolona (Solu-Medrol)

Terapia dirigida

La terapia dirigida es una forma de tratamiento sistémico que actúa en todo el cuerpo. Se centra en una característica específica o única de las células cancerosas. Los tratamientos dirigidos buscan observar de qué manera las células cancerosas se desarrollan, se dividen y se mueven en el cuerpo. Estos medicamentos detienen la acción de las moléculas que colaboran con el crecimiento y la supervivencia de las células cancerosas.

Inhibidores de las tirosina cinasas

Un inhibidor de la tirosina cinasa (TKI) es un tipo de tratamiento dirigido que bloquea las señales que provocan el crecimiento y la diseminación del cáncer. Los TKI pueden utilizarse solos o en combinación con otros tratamientos sistémicos como la quimioterapia.

Estos son los TKI que se utilizan para tratar la mastocitosis sistémica:

- Avapritinib (Ayvakit)
- Mesilato de imatinib (Gleevec) si la mutación de *KIT* es negativa
- Midostaurina (Rydapt)

Quimioterapia

La quimioterapia mata a las células de rápido crecimiento en todo el cuerpo, tanto las cancerosas como las normales. Los fármacos de quimioterapia utilizados para el tratamiento de la mastocitosis sistémica dañan el ADN de las células, lo que provoca la muerte de estas células.

La cladribina (Leustatin) es un fármaco de quimioterapia utilizado para tratar los tipos avanzados de mastocitosis sistémica. Debido a la aparición de nuevos tratamientos, Leustatin se usa con menos frecuencia que antes.

Ensayos clínicos

Otra forma de recibir tratamiento para la mastocitosis sistémica es participando en un ensayo clínico.

Un ensayo clínico es un tipo de estudio de investigación médica. Después de desarrollar y analizar en un laboratorio nuevas formas posibles de combatir el cáncer, es necesario estudiarlas en las personas.

Si en un ensayo clínico se determina que un fármaco, un dispositivo o un método de tratamiento es seguro y eficaz, es posible que lo apruebe la Administración de Alimentos y Medicamentos de los Estados Unidos (FDA).

Todas las personas con cáncer deben considerar atentamente todas las opciones de tratamiento que existen para tratar su tipo de cáncer, incluidos los tratamientos estándares y los ensayos clínicos. Converse con su profesional médico para evaluar si tiene sentido participar en un ensayo clínico.

Fases

La mayoría de los ensayos clínicos sobre el cáncer se centran en el tratamiento y se realizan por fases.

- En los **ensayos de fase 1**, se estudian la seguridad y los efectos secundarios de un medicamento o método de tratamiento en investigación.
- En los **ensayos de fase 2**, se evalúa el grado en que un medicamento o método actúa contra un tipo de cáncer específico.
- En los **ensayos de fase 3**, se prueban el medicamento o el método en comparación con el tratamiento habitual. Si los resultados son buenos, puede ser aprobado por la FDA.
- En los **ensayos de fase 4**, se estudian la seguridad y el beneficio de un tratamiento aprobado por la FDA.

¿Quién puede inscribirse?

Depende de las normas del ensayo clínico, denominadas criterios de elegibilidad. Las reglas pueden referirse a la edad, el tipo y el estadio del cáncer, los antecedentes de tratamiento o el estado de salud general. Estos garantizan que los participantes se asemejen en formas específicas y que el ensayo sea lo más seguro posible para los participantes.

Dónde buscar ensayos clínicos

En los Estados Unidos

Centros oncológicos de NCCN
NCCN.org/cancercenters

The National Cancer Institute (NCI)
cancer.gov/about-cancer/treatment/clinical-trials/search

En el mundo

The U.S. National Library of Medicine (NLM)
clinicaltrials.gov/

¿Necesita ayuda para buscar un ensayo clínico?

Servicio de Información de Cáncer (Cancer Information Service, CIS) del NCI
+1 800.4.CANCER (+1 800.422.6237)
cancer.gov/contact

Consentimiento informado

Un equipo de investigación administra los ensayos clínicos. Este grupo de expertos revisará el estudio con usted en detalle, incluidos el propósito, y los riesgos y beneficios de participar. Toda esta información también se proporciona en un formulario de consentimiento informado. Lea el formulario detenidamente y haga preguntas antes de firmarlo. Tómese el tiempo que necesite para conversar con personas de su confianza. Tenga en cuenta que puede dejar el ensayo clínico y recibir un tratamiento fuera del ensayo clínico en cualquier momento.

¿Recibiré un placebo?

Los placebos (versiones inactivas de medicamentos reales) casi nunca se usan solos en los ensayos clínicos sobre el cáncer. Es frecuente recibir un placebo con el tratamiento estándar o un medicamento nuevo con el tratamiento estándar. Antes de inscribirse, se le informará, verbalmente y por escrito, si el ensayo clínico tiene previsto el uso de un placebo.

¿Los ensayos clínicos son gratuitos?

No tiene que pagar nada para inscribirse en un ensayo clínico. El patrocinador del estudio paga los costos relacionados con la investigación, incluido el fármaco del estudio. Pero es posible que tenga que pagar otros servicios, como transporte o servicios de cuidado infantil, debido a las consultas adicionales. Durante el ensayo, continuará recibiendo la atención habitual contra el cáncer. Este tipo de atención a menudo está cubierta por el seguro.

TCH alogénico

El trasplante de células hematopoyéticas (TCH) (también conocido como trasplante de médula ósea o trasplante de células madre) reemplaza la médula ósea enferma con células sanguíneas nuevas y sanas. El trasplante hematopoyético alogénico utiliza células madre sanas de un donante. El donante puede o no ser su pariente.

El TCH alogénico puede ayudar a curar las enfermedades de los mastocitos, pero solo se utiliza en casos muy específicos debido a sus riesgos en comparación con otras opciones de tratamiento eficaces.

Antes de un TCH alogénico, se le realizará un procedimiento llamado acondicionamiento. El acondicionamiento utiliza quimioterapia (o radioterapia) para destruir las células de la médula ósea. Este procedimiento crea espacio para las células madre sanas y debilita el sistema inmunitario, para que el cuerpo no destruya las células trasplantadas.

Transfusión de células madre

Después del acondicionamiento, recibirá las células madre sanas a través de una transfusión. En este procedimiento, se introduce lentamente sangre o partes de ella en una vena a través de un catéter intravenoso (IV). Esto puede llevar varias horas.

Se formarán células sanguíneas nuevas y sanas con el tiempo. Esto se denomina incorporación del injerto. Por lo general, se produce entre 2 y 4 semanas después del trasplante.

El sistema inmunitario tendrá poca o casi ninguna defensa hasta que se formen las nuevas células sanguíneas sanas. Es posible que deba permanecer en una habitación muy limpia en el hospital o que le den antibióticos para prevenir o tratar infecciones. Mientras espera que las células se injerten, es probable que sienta cansancio y debilidad.

El procedimiento conlleva riesgos que incluyen infección, hemorragia, enfermedad de injerto contra huésped, cánceres secundarios, complicaciones cardíacas e incluso la muerte.

¿Cuál es el siguiente paso?

En este capítulo, se presentó una descripción general de los posibles tratamientos para la mastocitosis sistémica. En el siguiente capítulo, se analizan los dos tipos más comunes: MSI y MSL. Suelen ser más leves y se tratan de la misma manera. Para saber sobre los tipos avanzados de mastocitosis sistémica, consulte el *Capítulo 6: Tratamiento de los tipos avanzados de MS.*

Puntos clave

- Las decisiones sobre el tratamiento deben estar a cargo de un equipo de atención multidisciplinario. Este es un equipo de profesionales de atención médica con diferentes antecedentes profesionales que tienen conocimiento y experiencia en mastocitosis sistémica.
- Los antihistamínicos, también conocidos como medicamentos para la alergia, reducen o bloquean las histaminas para detener los síntomas de la alergia. Los antihistamínicos pueden controlar la picazón en la piel, los ojos llorosos y otros síntomas alérgicos de la mastocitosis.

TCH alogénico: en la imagen, se detallan los pasos de un trasplante de células hematopoyéticas.

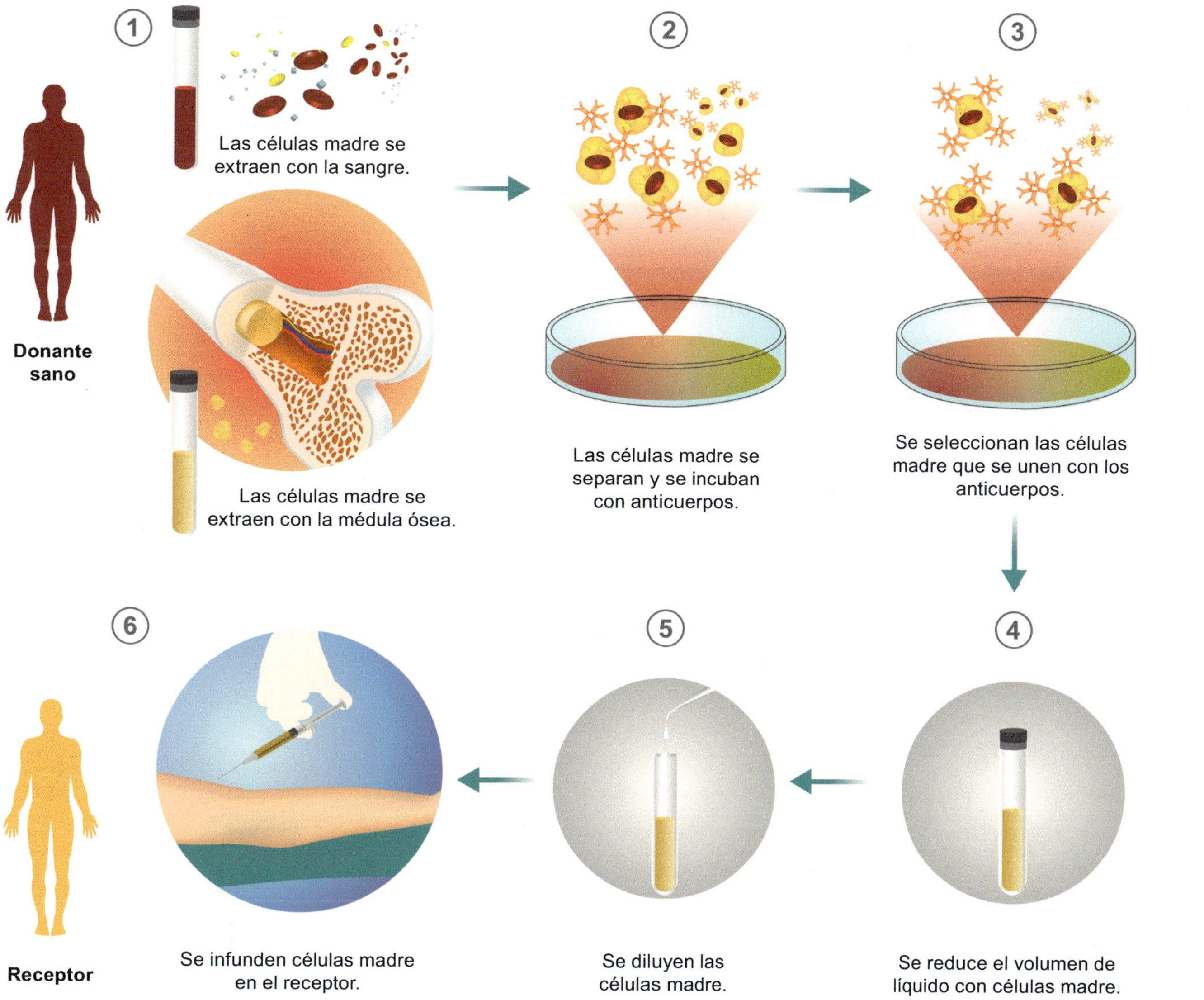

Receptor: (sistema inmunitario débil, quimioterapia o radioterapia).

- La anafilaxia es una reacción alérgica potencialmente mortal y una emergencia médica. Los expertos de NCCN recomiendan llevar consigo dos EpiPens en caso de anafilaxia.
- La quimioterapia mata a las células de rápido crecimiento en todo el cuerpo, tanto las cancerosas como las normales.
- El tratamiento complementario es atención médica que alivia los síntomas y mejora la calidad de vida. Puede incluir el alivio del dolor (cuidados paliativos), el apoyo emocional o espiritual, la ayuda económica y el asesoramiento familiar.
- La terapia inmunosupresora (TIS) usa materiales producidos por el cuerpo o en un laboratorio para actuar sobre el funcionamiento del sistema inmunitario, mejorarlo o restaurarlo.
- La observación es un plan que sigue de cerca su afección. No recibirá ningún tratamiento durante la observación.

Preguntas para hacer

- ¿Qué efectos secundarios podría sufrir con el tratamiento?
- ¿El tratamiento podría afectar mi fertilidad o embarazo? De ser así, ¿debo hablar con un especialista en fertilidad antes del tratamiento?
- ¿Con qué frecuencia necesitaré consultas de seguimiento después de terminar el tratamiento?
- ¿Cómo participaré en la toma de decisiones sobre mi tratamiento?
- ¿Debe acompañarme alguien a las citas?

5

Tratamiento de los tipos comunes de MS

Los tipos más comunes de mastocitosis sistémica también son los más leves. Se trata de la mastocitosis sistémica inactiva y latente. En este capítulo, nos centraremos en el tratamiento de estos tipos de MS. Es posible que necesite tratamiento continuo o ninguno, según cómo evolucione su tipo de MS.

La mastocitosis sistémica inactiva (MSI) y la mastocitosis sistémica latente (MSL) son tipos de MS menos graves y se tratan de la misma manera. Siga leyendo para saber cómo y consulte la **Guía 3**.

MSI y MSL

Mastocitosis sistémica inactiva

La MSI es el tipo más común de mastocitosis sistémica. Tiene un bajo riesgo de evolucionar a una enfermedad más agresiva.

La MSI es una acumulación anormal de mastocitos que se produce lentamente ("inactiva" significa que es crónica sin presentar un agravamiento significativo). Los mastocitos se acumulan con mayor frecuencia en la médula ósea, así como en otros órganos o en la piel. Sin embargo, la acumulación de mastocitos en la MSI no causa problemas en los órganos. El funcionamiento normal de los órganos es lo que distingue a la MSI de los tipos más agresivos de mastocitosis sistémica.

La MSI puede reducir la calidad de vida debido a los síntomas que producen la acumulación de mastocitos y la liberación de mediadores. Algunas personas con MSI pueden experimentar máculas (planas y elevadas), lesiones cutáneas (manchas), rubefacción, inflamación del hígado o el bazo, reacciones alérgicas recurrentes o dolor y molestias del tracto gastrointestinal.

Mastocitosis de médula ósea (MMO)

La MMO es un subtipo de MSI y solo afecta la médula ósea, no la piel ni otros órganos. Es más probable que produzca anafilaxia que la MSI. La MMO suele estar relacionada con la osteoporosis, que puede ser su único síntoma.

Guía 3 Posibles tratamientos para la MSI y la MSL
Derivación a centros especializados en MS
Manejo de síntomas y factores desencadenantes
Dos autoinyectores de epinefrina
Exploración DEXA inicial
Evaluación esquelética
Evaluación de la calidad de vida
Observación
Ensayo clínico
Avapritinib (para SMI)
Cladribina (útil en algunos casos)
Peginterferón alfa-2a con o sin prednisona (útil en algunos casos)
Midostaurina (útil en algunos casos)

Mastocitosis sistémica latente

La MSL es una forma más grave de mastocitosis sistémica que la MSI. La MSL implica una mayor acumulación de mastocitos en los órganos internos, lo que provoca más síntomas, pero esta acumulación es lenta ("latente" significa que se desarrolla gradualmente). Las personas con MSL pueden permanecer estables durante años, pero algunas pueden desarrollar un tipo más avanzado de mastocitosis sistémica.

Los síntomas de la MSL suelen incluir inflamación de los ganglios linfáticos, el bazo y el hígado; un aumento de mastocitos en la médula ósea (como se observa en la anemia o ciertos tipos de cáncer) y erupciones cutáneas como la urticaria pigmentosa (manchas rojas, elevadas y con picazón).

Opciones de tratamiento

Como la mastocitosis sistémica es un trastorno poco frecuente, su profesional médico probablemente le recomendará que visite un centro especializado que cuente con profesionales experimentados en el tratamiento de la MS. Gran parte del tratamiento de la MSI y la MSL consiste en controlar los síntomas (con lo que se denomina terapia con medicamentos antimediadores) y evitar los factores desencadenantes específicos. Lea el *Capítulo 4*: *Tipos de tratamiento* para conocer los tratamientos que podría recibir como parte de la terapia con medicamentos antimediadores. Para mayor seguridad, su médico podría recomendarle llevar consigo dos autoinyectores de epinefrina (EpiPens) para prevenir la anafilaxia, una reacción alérgica grave que puede poner en peligro la vida.

Además, podría necesitar una exploración DEXA (absorciometría dual de rayos X) inicial para detectar signos de osteopenia (debilitamiento óseo) u osteoporosis (pérdida ósea). También podría necesitar una evaluación esquelética para detectar metástasis, que consiste en una serie de radiografías que detectan enfermedades óseas en todo el cuerpo.

Su profesional médico también debe informarle sobre los signos y síntomas de la enfermedad y evaluar cómo afectan su calidad de vida.

Observación

Si su estado es asintomático, es decir, no presenta ningún síntoma, su médico podría recomendarle la observación. Este es un período en el que se controla su salud y calidad de vida sin recibir tratamiento.

Durante este período, se le realizará lo siguiente:

- Exámenes físicos regulares
- Análisis de sangre al menos una vez al año
- Exploraciones DEXA periódicas para detectar osteoporosis

O bien, su médico podría sugerirle participar en un ensayo clínico.

Control de los factores desencadenantes y síntomas

Si ha experimentado síntomas de MSI o MSL, el tratamiento principal comenzará con el control de estos (terapia con antimediadores). Por ejemplo, recibirá medicamentos para tratar los síntomas específicos, como antihistamínicos, bifosfonatos (medicamentos para fortalecer los huesos) o medicamentos para el asma. Su profesional médico le recomendará que siempre lleve consigo dos autoinyectores de epinefrina en caso de anafilaxia.

Además de controlar los factores desencadenantes y los síntomas, los tratamientos preferido para la MSI o MSL son los siguientes:

- Ensayo clínico
- Avapritinib (solo para personas con MSI con un recuento normal de plaquetas)

Las terapias de preferencia son las que cuentan con más pruebas de que funcionan mejor y pueden ser más seguras que otras terapias.

Estudios después del tratamiento

Después del tratamiento, su equipo de atención médica querrá saber qué tan bien está actuando. Por lo tanto, deberá acudir a su médico para realizarse un examen físico y un análisis de sangre al menos cada 6 a 12 meses, o antes si surgen nuevos problemas.

Su profesional médico también evaluará la gravedad de sus síntomas y su calidad de vida. Es posible que le realicen otras exploraciones DEXA.

Si responde bien al tratamiento, este se continuará.

No obstante, si el tratamiento no funciona bien o no se observa ningún resultado, el siguiente tratamiento preferido es un ensayo clínico.

De lo contrario, podría recibir una de las siguientes opciones de tratamiento, que son útiles algunas veces. En algunos casos, hay tratamientos específicos que funcionan mejor para personas con determinadas características del cáncer o circunstancias de salud. Por ejemplo:

- Cladribina
- Peginterferón alfa-2a con o sin prednisona
- Midostaurina

Si los estudios indican que la enfermedad ha progresado (empeorado), se le realizarán más estudios para determinar si se encuentra en un estadio más avanzado. Esto puede incluir una biopsia de médula ósea, análisis de sangre (estudios de la triptasa sérica) y otras pruebas o estudios de diagnóstico por imágenes según sus síntomas. Si los estudios confirman la progresión, se lo tratará según el nuevo estadio avanzado. Por ejemplo:

Aunque la mastocitosis sistémica es un trastorno poco frecuente, hay muchos tratamientos eficaces disponibles.

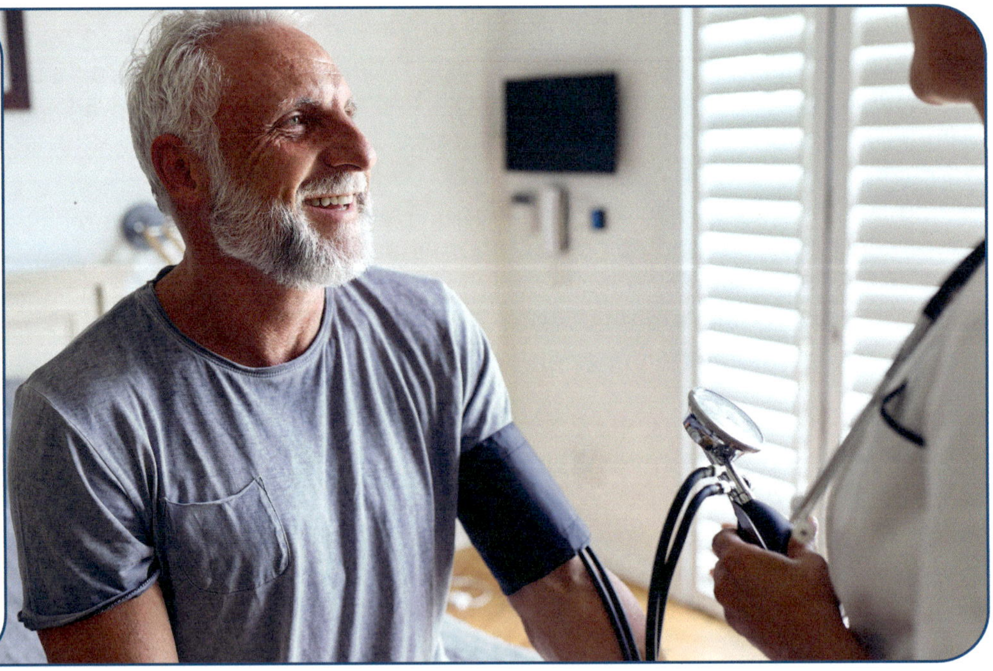

- Mastocitosis sistémica agresiva
- Mastocitosis sistémica con neoplasia hematológica asociada (NHA) o MS-NHA
- Leucemia de mastocitos con o sin NHA

En el siguiente capítulo, encontrará más información sobre los tipos avanzados de mastocitosis sistémica.

¿Cuál es el siguiente paso?

En este capítulo, se describen los dos tipos de mastocitosis sistémica que son más comunes y se consideran más leves: MSI y MSL. En el siguiente capítulo, se describen tres tipos avanzados de mastocitosis sistémica y su tratamiento. Estos tipos de mastocitosis pueden formarse, crecer o propagarse con mayor rapidez que los tipos comunes y, en ocasiones, pueden ser potencialmente mortales.

Puntos clave

- La mastocitosis sistémica suele diagnosticarse por sus signos o síntomas.
- La mastocitosis sistémica inactiva (MSI) es un tipo de mastocitosis sistémica leve y de crecimiento lento.
- La mastocitosis sistémica latente (MSL) es un tipo de mastocitosis sistémica que se caracteriza por una acumulación lenta y gradual de mastocitos en los órganos internos.
- Es importante llevar al menos dos EpiPens en caso de anafilaxia.
- Si no presenta síntomas, continuará con su tratamiento actual.
- Si su enfermedad no responde al tratamiento, se reestadificará como un tipo avanzado de MS.

Preguntas para hacer

- ¿Puedo obtener una copia del informe anatomopatológico y de los resultados de los otros estudios?
- ¿Usted me explicará mi informe anatomopatológico?
- ¿Quién hablará conmigo sobre los pasos que debo seguir? ¿Cuándo?
- En mi caso, ¿se deberían analizar los mastocitos para detectar la mutación *KIT*?
- ¿Puede explicarme las diferentes opciones de tratamiento y los efectos secundarios de la forma más sencilla posible?

“Si no tiene acceso a un especialista en su tipo de mastocitosis sistémica, la mayoría de los especialistas realizarán una consulta de telesalud con su médico local y usted”.

6

Tratamiento de los tipos avanzados de MS

La mastocitosis sistémica avanzada significa que hay algo de daño en los órganos. El tratamiento suele implicar la reducción de la cantidad de mastocitos en el cuerpo. En este capítulo, se explican los tres tipos de mastocitosis sistémica avanzada y su tratamiento. Los ensayos clínicos son una opción de tratamiento para cualquier tipo avanzado de mastocitosis sistémica.

Mastocitosis sistémica agresiva

La mastocitosis sistémica agresiva (MSA) se produce cuando los mastocitos invaden órganos o huesos, lo que produce la pérdida de funciones (los órganos generalmente afectados son el hígado, el intestino, los huesos o la médula ósea). Esto significa que podría experimentar un recuento bajo de glóbulos blancos, anemia, plaquetas bajas, disfunción hepática y fracturas óseas debido a lesiones óseas.

Cuando la mastocitosis sistémica se considera agresiva, puede que su profesional médico le recomiende acudir a un centro especializado en el tratamiento de la mastocitosis sistémica, si aún no asiste a uno. Su profesional médico también se asegurará de que conozca los signos y síntomas de la enfermedad y cómo evitar sus factores desencadenantes. Además, su equipo de atención médica le recomendará que siempre lleve consigo dos autoinyectores de epinefrina (EpiPens) en caso de anafilaxia.

Opciones de tratamiento

Estas son las opciones de tratamiento primario para la MSA:

- Ensayo clínico
- Avapritinib (para las personas con un recuento normal de plaquetas)
- Midostaurina

Otras opciones de tratamiento pueden incluir lo siguiente:

- Cladribina
- Peginterferón alfa-2a con o sin prednisona
- Mesilato de imatinib (usado en algunos casos)

Guía 4 Posibles tratamientos para la mastocitosis sistémica agresiva
Derivación a centros especializados en MS
Manejo de síntomas y factores desencadenantes
Dos autoinyectores de epinefrina
Ensayo clínico (preferido)
Avapritinib (preferido para personas con 50 o más plaquetas)
Midostaurina (preferido)
Cladribina (también recomendado)
Peginterferón alfa-2a con o sin prednisona (también recomendado)
Imatinib (para la mutación *KIT* negativa, útil en algunos casos)
TCH alogénico

Si la mastocitosis responde al tratamiento primario, su profesional médico podría recomendar continuarlo. Aun así, según el daño ocasionado en los órganos, podría hablar con usted sobre un trasplante alogénico de células hematopoyéticas (TCH). Debido a los riesgos que presenta, el TCH alogénico solo se realiza en algunos casos.

No obstante, si su tratamiento primario no está funcionando bien o no se observa ningún resultado y presenta síntomas que indican que la enfermedad empeoró, se realizará una reestadificación.

Este procedimiento significa que se volverá a estudiar la enfermedad para determinar si se encuentra en un estadio más avanzado. Los estudios pueden incluir una biopsia de médula ósea, análisis de sangre (estudios de la triptasa sérica) y otras pruebas o estudios de diagnóstico por imágenes según sus síntomas. Si los estudios confirman un estadio más avanzado, se lo tratará según el nuevo estadio de su enfermedad.

Su profesional médico también podría informarle sobre otras opciones de tratamiento que aún no haya probado. Por otro lado, usted y su equipo de atención médica también podrían hablar sobre la posibilidad de un TCH alogénico.

Mastocitosis sistémica con NHA

La mastocitosis sistémica con neoplasia hematológica asociada (MS-NHA) se refiere a una acumulación de mastocitos que se produce junto con otro trastorno sanguíneo, generalmente un síndrome mielodisplásico, trastorno mieloproliferativo o leucemia mieloide aguda (LMA). Las neoplasias mieloproliferativas y los trastornos mielodisplásicos son las enfermedades más comunes asociadas con la MS-NHA.

Consulte más información en *NCCN Guidelines for Patients: Síndromes mielodisplásicos* o *Neoplasias mieloproliferativas* en NCCN.org/patientguidelines y en la aplicación NCCN Patient Guides for Cancer.

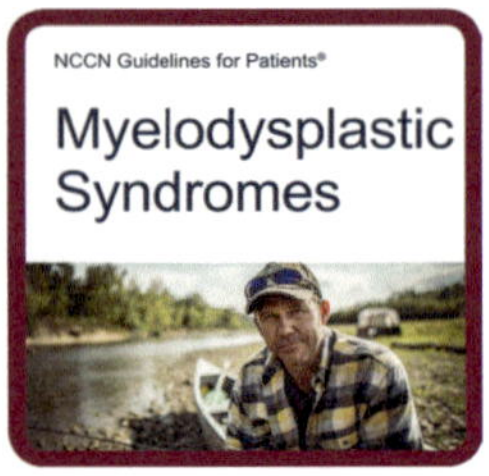

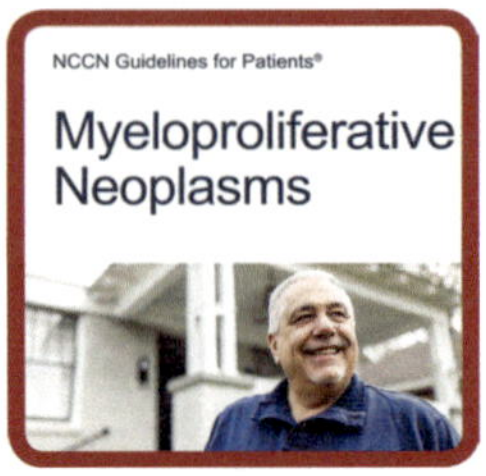

Como el diagnóstico de MS-NHA es tan poco frecuente, su profesional médico podría realizar una derivación a un centro especializado en

Guía 5 **Posibles tratamientos para la mastocitosis sistémica con NHA (MS-NHA)**
Derivación a centros especializados en MS
Manejo de síntomas y factores desencadenantes
Dos autoinyectores de epinefrina
Terapia dirigida a la NHA y consideración de TCH alogénico mientras se controla la MS
Ensayo clínico (preferido)
Avapritinib (preferido, pero solo con un recuento de plaquetas de 50 o más)
Midostaurina (preferido)
Cladribina (también recomendado)
Peginterferón alfa-2a con o sin prednisona
TCH alogénico

mastocitosis, si aún no asiste a uno. También se le recomendará conocer los signos y síntomas de la enfermedad y cómo evitar sus factores desencadenantes. Además, para mayor seguridad, su profesional médico le recomendará que siempre lleve consigo dos autoinyectores de epinefrina (EpiPens) en caso de anafilaxia.

Opciones de tratamiento

Si padece MS y NHA, colaborará con su equipo de atención médica para decidir qué afección recibirá el enfoque principal del tratamiento.

Si la NHA causa más síntomas que la MS, recibirá terapia dirigida a la NHA, que incluye la posibilidad de un TCH alogénico. Sin embargo, la MS también se controlará y monitoreará para detectar nuevos síntomas o el avance de la enfermedad.

Sin embargo, si la MS causa más síntomas que la NHA, los tratamientos preferidos son los siguientes:

- Ensayo clínico
- Avapritinib (solo para las personas con un recuento normal de plaquetas)
- Midostaurina

Otras opciones de tratamiento pueden incluir lo siguiente:

- Cladribina
- Peginterferón alfa-2a con o sin prednisona

Si el tratamiento reduce sus síntomas, su profesional médico podría recomendarle continuar con el tratamiento o considerar la posibilidad de un TCH alogénico. Como este es un procedimiento riesgoso, solo se realiza en algunos casos.

Si la NHA empeora, es posible que reciba una terapia dirigida a la NHA según su trastorno sanguíneo específico. El TCH alogénico también puede ser una opción durante el tratamiento de la MS.

Se le realizarán más estudios para reestadificar su enfermedad si el tratamiento no está funcionando bien o no se observa ningún tipo de resultado, hay evidencia de daño en los órganos debido a la MS o su estado general ha empeorado. Una respuesta deficiente al tratamiento se refiere a alguno de los siguientes síntomas:

- Reaparición o empeoramiento del daño en los órganos
- Inflamación del bazo o del hígado
- Empeoramiento de los síntomas de mastocitosis sistémica
- Intolerancia a la terapia farmacológica (demasiados efectos secundarios)

La reestadificación implica realizar otros estudios, como una biopsia de médula ósea, análisis de sangre (estudios de la triptasa sérica) y otras pruebas o estudios de diagnóstico por imágenes, para determinar si su enfermedad se encuentra en un estadio más avanzado. De ser así, recibirá tratamiento según el nuevo estadio de su enfermedad.

Su profesional médico podría considerar terapias que aún no haya probado y un TCH alogénico si ningún otro tratamiento parece una buena opción.

Leucemia de mastocitos con o sin NHA

La leucemia de mastocitos (LM) es el tipo de mastocitosis sistémica menos frecuente y más agresivo (de rápido crecimiento). La LM provoca la acumulación de mastocitos inmaduros en más de una quinta parte de los tejidos u órganos del cuerpo. Esta acumulación de mastocitos anormales puede causar un daño grave en los órganos y dolor óseo. Aunque la LM tiene un pronóstico desfavorable y puede ser potencialmente mortal, el pronóstico está mejorando gracias a la gran cantidad de tratamientos disponibles.

¿Qué es la leucemia?

La leucemia es un tipo de cáncer causado por las células de la médula ósea que producen un exceso de células sanguíneas anormales o poco desarrolladas. Existen muchos tipos de leucemia, cada uno basado en el tipo de células sanguíneas afectadas.

La LM es un tipo poco frecuente de leucemia que se identifica por un crecimiento anormal de mastocitos inmaduros en la médula ósea.

LM con NHA

La LM con neoplasia hematológica asociada (NHA) es un diagnóstico de leucemia que incluye otro trastorno sanguíneo, generalmente síndrome mielodisplásico, neoplasias mieloproliferativas (trastornos mieloproliferativos) o LMA. El pronóstico tiende a ser más grave en personas que tienen LM con NHA que en aquellas que solo tienen LM.

No existe un motivo claro de por qué se desarrolla la LM, pero sí se han vinculado a esta varias mutaciones del gen *KIT*. Puede aparecer repentinamente (lo que se conoce como mutación *de novo*) o como una progresión de la mastocitosis sistémica.

Los síntomas de la LM pueden incluir los siguientes:

- Sofocos
- Fiebre
- Taquicardia
- Presión arterial baja
- Pérdida de más de una décima parte del peso corporal
- Fatiga

Síntomas relacionados con la afectación de órganos:

- Dolor óseo o fracturas

Guía 6 Posibles tratamientos de la leucemia de mastocitos con o sin NHA
Derivación a centros especializados en MS
Manejo de síntomas y factores desencadenantes
Dos autoinyectores de epinefrina
Ensayo clínico (preferido)
Avapritinib (preferido, pero solo con un recuento de plaquetas de 50 o más)
Midostaurina (preferido)
Cladribina (también recomendado)
Tratamiento para la LMA con la consideración de cladribina o midostaurina
TCH alogénico
Terapia dirigida a la NHA

- Diarrea y otros problemas gastrointestinales

Si le diagnosticaron LM con o sin NHA, su equipo de atención médica podría realizar una derivación a centros especializados en mastocitosis, si aún no asiste a uno. Le recomendarán estar al tanto de los signos y síntomas de la enfermedad y sus factores desencadenantes. Su equipo de atención médica también le recomendará que siempre lleve consigo dos autoinyectores de epinefrina (EpiPens) en caso de anafilaxia.

Opciones de tratamiento

Estas son las opciones preferidas de tratamiento para la LM:

- Ensayo clínico
- Avapritinib
- Midostaurina

Otras opciones de tratamiento pueden incluir lo siguiente:

- Cladribina
- Tratamiento para la leucemia mieloide aguda con la consideración de cladribina o midostaurina

Si su tratamiento primario es eficaz, es posible que le indiquen continuar con este o que considere un TCH alogénico.

Si su enfermedad empeora (avanza hasta desarrollar una NHA o se transforma en una leucemia mieloide aguda), es posible que le administren una terapia dirigida a la NHA. La terapia dirigida a la NHA se basa en su neoplasia hematológica en particular y puede incluir tratamientos más específicos. Puede incluir quimioterapia con agentes múltiples (una combinación de fármacos de quimioterapia) o la consideración de un TCH alogénico durante el tratamiento de la LM.

Consulte más información en *NCCN Guidelines for Patients: Leucemia mieloide aguda* en NCCN.org/patientguidelines y en la aplicación NCCN Patient Guides for Cancer.

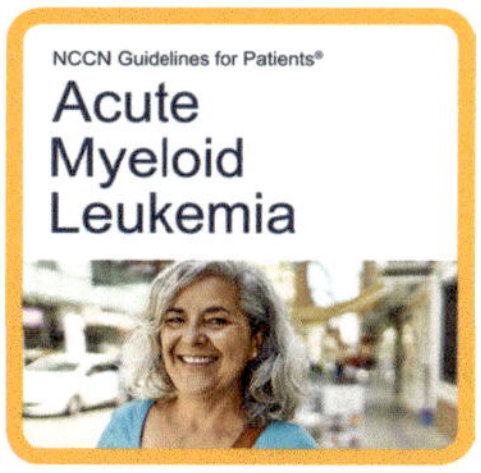

Si el tratamiento no está funcionando bien o no se observa ningún tipo de resultado, puede realizarse otros estudios para reestadificar su enfermedad. Cuando su enfermedad se reestadifica, su profesional médico podría recomendarle un tratamiento que no haya probado antes o un TCH alogénico.

Si el tratamiento no funciona, puede suceder cualquiera de las siguientes situaciones:

- Reaparición o empeoramiento del daño en los órganos
- Inflamación del bazo o del hígado
- Empeoramiento de los síntomas de mastocitosis sistémica
- Intolerancia a la terapia farmacológica (demasiados efectos secundarios)

El tratamiento en este estadio suele centrarse en el tratamiento complementario. Esto incluye el alivio de los síntomas, una mejor calidad de vida y una mayor supervivencia. Es importante consultar con su profesional de atención médica sobre su pronóstico. Consulte el *Capítulo 4: Tipos de tratamiento* para obtener más información sobre la manera en que el tratamiento complementario puede ayudar.

Si siente estrés o ansiedad por el cáncer, sepa que cuenta con apoyo y que puede pedir ayuda. Para obtener más información sobre cómo afrontar el malestar emocional relacionado con el cáncer, consulte *NCCN Guidelines for Patients: Malestar emocional durante el tratamiento del cáncer* disponible en NCCN.org/patientguidelines y en la aplicación NCCN Patient Guides for Cancer.

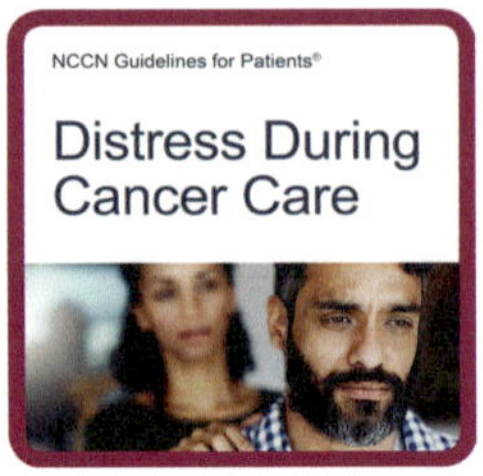

¿Cuál es el siguiente paso?

En este capítulo, se detallan las formas avanzadas de mastocitosis sistémica y su tratamiento. Una enfermedad crónica y progresiva como la mastocitosis sistémica avanzada puede ser difícil de tratar debido a que muchos aspectos son desconocidos. Si desea más información, asegúrese de leer el siguiente capítulo, ya que ofrece ideas sobre recursos útiles.

Puntos clave

- La mastocitosis sistémica agresiva se describe como una pérdida de la función de un órgano (generalmente el hígado, el intestino, los huesos o la médula ósea) debido a la invasión de los mastocitos.
- Si padece MS y neoplasia hematológica asociada, colaborará con su equipo de atención médica para decidir qué afección recibirá el enfoque principal del tratamiento.
- La participación en un ensayo clínico siempre es una opción para las personas con MS avanzada.
- Para cualquier tipo avanzado de MS, se puede considerar un TCH alogénico después de probar otros tratamientos.
- La leucemia de mastocitos (LM) es un tipo muy poco frecuente y agresivo de mastocitosis sistémica.
- No existe un motivo claro de por qué se desarrolla la LM, pero sí se han vinculado a esta varias mutaciones del gen *KIT*.

Preguntas para hacer

- Mi edad, mi estado de salud y otros factores, ¿afectarán mis opciones de tratamiento?
- ¿Cuál es el objetivo de cada tratamiento?
- ¿Qué tipo de atención puedo solicitar?
- ¿Puedo dejar el tratamiento en cualquier momento?
- ¿Qué pasa si dejo el tratamiento?

7
Otros recursos

¿Quiere saber más? Aquí le explicamos cómo obtener ayuda adicional.

Qué más hay que saber

Este libro puede ayudarle a mejorar su atención oncológica. En él, se explican con claridad las recomendaciones de los expertos y se sugieren preguntas que puede hacerle a su equipo de atención médica. Pero no es el único recurso que tiene.

Puede recibir tanta información y ayuda como necesite. A muchas personas les interesa saber más sobre los siguientes temas:

- Los detalles de la mastocitosis sistémica y su tratamiento.
- Formar parte de un equipo de atención médica.
- Obtener ayuda económica.
- Encontrar un profesional de atención médica que sea experto en la mastocitosis sistémica.
- Afrontar los problemas de salud.

Qué más hacer

Su centro de salud puede ayudar con los próximos pasos. Suelen disponer de recursos *in situ* para ayudar a satisfacer sus necesidades y encontrar respuestas a sus preguntas. Los centros de salud también pueden informarle de los recursos existentes en su comunidad.

Además de la ayuda de sus profesionales de atención médica, los recursos enumerados en la siguiente sección proporcionan apoyo a muchas personas como usted. Consulte la lista y visite los sitios web que se indican para obtener más información sobre estas organizaciones.

Dónde obtener ayuda

CancerCare
Cancercare.org

Imerman Angels
Imermanangels.org

National Coalition for Cancer Survivorship
Canceradvocacy.org

TargetCancer Foundation
Targetcancer.org

The Leukemia & Lymphoma Society
LLS.org/PatientSupport

The Mast Cell Disease Society
tmsforacure.org

Triage Cancer
triagecancer.org

Preguntas para hacer

- ¿Con quién debo hablar sobre vivienda, preparación de comidas y otras necesidades básicas?
- ¿Qué asistencia existe para el transporte, el cuidado de los niños y la atención domiciliaria?
- ¿Cuánto debo pagar por el tratamiento?
- ¿Qué ayuda existe para pagar los medicamentos y otros tratamientos?
- ¿Qué otros servicios están a mi disposición y a la de mis cuidadores (como servicios de traducción)?

“

Nunca pierda la esperanza. Mañana podría ser el día que ha estado esperando”.

¡Nos interesan sus comentarios!

Nuestro objetivo es brindar información útil y fácil de entender sobre el cáncer. Realice nuestra encuesta para decirnos qué hicimos bien y qué podríamos mejorar.
NCCN.org/patients/feedback

Palabras que debe conocer

activación de mastocitos
Cuando los mastocitos liberan una gran cantidad de mediadores, como la histamina.

ADN
Cadena de sustancias químicas en las células que contienen instrucciones codificadas para generar y controlar las células.

análisis citogenético
Análisis que usa un microscopio para examinar los cromosomas de la célula.

anatomopatólogo
Un médico experto en el análisis de células y tejido para detectar enfermedades.

anemia
Afección médica en la que la cantidad de glóbulos rojos sanos es demasiado baja para transportar suficiente oxígeno al resto del organismo.

antígeno leucocitario humano (HLA)
Una proteína celular que ayuda al cuerpo distinguir sus propias células de las células extrañas.

antihistamínicos
Medicamento que reduce o bloquea las histaminas para detener los síntomas de la alergia. Pueden controlar la picazón en la piel, los ojos llorosos y otros síntomas alérgicos de la mastocitosis.

aspiración de médula ósea
La extracción de una pequeña cantidad de médula ósea líquida que se analiza para determinar si hay una enfermedad.

biopsia
Extirpación de pequeñas cantidades de tejido del cuerpo que se estudian para detectar enfermedades.

célula madre
Célula hematopoyética a partir de la cual se generan todos los demás tipos de glóbulos sanguíneos. También llamada célula precursora hematopoyética.

cuidados paliativos
Atención médica especializada destinada a mejorar la calidad de vida y aliviar el dolor y las molestias de las personas con enfermedades graves y complejas.

dermatólogo
Un médico que se especializa en el diagnóstico y tratamiento de enfermedades de la piel.

diagnóstico
Identificación de una enfermedad basada en estudios.

efecto secundario
Respuesta física o emocional insalubre o desagradable frente al tratamiento.

ensayo clínico
Estudio de investigación sobre la seguridad y la utilidad de las nuevas pruebas y tratamientos para una afección específica.

fatiga
Cansancio extremo que limita la capacidad funcional de una persona.

fórmula leucocitaria
Medición de los diferentes tipos de glóbulos blancos presentes en una muestra de sangre.

gen
Conjunto de instrucciones codificadas en las células para generar y controlar las células.

glóbulo blanco
Tipo de célula sanguínea que ayuda a combatir las infecciones en el cuerpo. También se denominan leucocitos.

glóbulo rojo
Tipo de célula sanguínea que lleva oxígeno de los pulmones al resto del cuerpo. También llamada eritrocito.

hemograma completo (HC)
Un análisis de sangre que mide la cantidad de células sanguíneas.

hibridación fluorescente *in situ* (FISH)
Análisis de laboratorio que usa tintes especiales para buscar cambios anormales en los genes y cromosomas de una célula.

inmunoterapia
Medicamento que aumenta la actividad del sistema encargado de combatir las enfermedades del cuerpo.

leucemia mieloide aguda (LMA)
Un cáncer de crecimiento rápido que comienza en la médula ósea y causa que se produzcan demasiados glóbulos blancos jóvenes.

mastocito
Célula del sistema inmunitario responsable de las reacciones alérgicas y las respuestas inmunitarias.

mediadores de mastocitos
Moléculas que se liberan cuando los mastocitos se activan. Son responsables de la inflamación y las reacciones alérgicas. La histamina y la triptasa son mediadores de los mastocitos.

medio de contraste
Sustancia que se coloca en el cuerpo para que las imágenes que se toman en los estudios de diagnóstico sean más claras.

médula ósea
Tejido similar a una esponja que está en el centro de la mayoría de los huesos donde se forman los glóbulos sanguíneos.

mutación
Un cambio en un gen que altera el mensaje genético que lleva dicho gen.

neoplasia mieloproliferativa (NMP)
Un cáncer en el que la médula ósea produce demasiados glóbulos rojos, glóbulos blancos o plaquetas.

plaqueta
Tipo de célula sanguínea que ayuda a controlar el sangrado. También llamada trombocito.

pruebas funcionales hepáticas
Pruebas que miden las sustancias químicas que se fabrican o procesan en el hígado.

quimioterapia
Procedimiento con fármacos que mata las células de rápido desarrollo, tanto cancerosas como normales.

síndromes mielodisplásicos (SMD)
Un grupo de trastornos poco frecuentes de la médula ósea.

sistema inmunitario
Defensa natural del cuerpo contra las infecciones y las enfermedades.

terapia con antimediadores
Tratamientos que ayudan a disminuir la liberación (y los efectos) de los mediadores de mastocitos, como la histamina.

terapia dirigida
Tratamiento farmacológico que identifica y ataca una característica específica de las células cancerosas con menos daño para las células normales.

trasplante alogénico de células hematopoyéticas
Un tratamiento del cáncer que reemplaza las células madre anormales con células sanas de un donante.

trasplante de células hematopoyéticas (TCH)
Un tipo de tratamiento que destruye las células de la médula ósea y las sustituye por células hematopoyéticas nuevas y sanas. También se llama trasplante de células precursoras o trasplante de médula ósea.

tratamiento complementario
Atención que incluye el alivio de los síntomas, pero no el tratamiento del cáncer. También se le llama "cuidados paliativos".

tratamiento sistémico
Tratamiento que actúa en todo el cuerpo.

Colaboradores de NCCN

Esta guía para pacientes se basa en NCCN Clinical Practice Guidelines in Oncology (NCCN Guidelines®) para la mastocitosis sistémica, versión 1.2025. Fue adaptada, revisada y publicada con la colaboración de las siguientes personas:

Dorothy A. Shead, máster en Ciencias
Directora ejecutiva de Operaciones de Información para Pacientes

Christine McLaughlin
Redactor médico

Susan Kidney
Especialista ejecutiva en Diseño Gráfico

NCCN Clinical Practice Guidelines in Oncology (NCCN Guidelines®) para la mastocitosis sistémica, versión 1.2025, fueron desarrolladas por los siguientes miembros del panel de NCCN:

Dr. Aaron T. Gerds, máster en Ciencias/ presidente
Case Comprehensive Cancer Center/ University Hospitals Seidman Cancer Center and Cleveland Clinic Taussig Cancer Institute

Dr. Jason Gotlib, máster en Ciencias/ vicepresidente
Stanford Cancer Institute

Peter Abdelmessieh, doctor en Medicina Oncológica, máster en Ciencias Médicas
Fox Chase Cancer Center

Dr. Haris Ali
City of Hope National Medical Center

Dra. Mariana Castells, doctora en Medicina
Integrante del Panel adjunto Dana-Farber/Brigham and Women's Cancer Center

* Ruth Fein Revell, licenciada en Ciencias
Defensora de pacientes

Dr. Steven Green
Roswell Park Comprehensive Cancer Center

Krishna Gundabolu, licenciado en Medicina y Cirugía, máster en Ciencias
Fred & Pamela Buffett Cancer Center

Dra. Elizabeth Hexner, máster en Ciencias
Abramson Cancer Center en University of Pennsylvania

Tania Jain, licenciada en Medicina y Cirugía
Johns Hopkins Kimmel Cancer Center

Dra. Catriona H. Jamieson, doctora en Medicina
UC San Diego Moores Cancer Center

Dr. Paul R. Kaesberg
UC Davis Comprehensive Cancer Center

Dra. Irum Khan
Robert H. Lurie Comprehensive Cancer Center of Northwestern University

* Dr. Andrew T. Kuykendall
Moffitt Cancer Center

Dr. Yazan F. Madanat
UT Southwestern Simmons Comprehensive Cancer Center

Dr. Naveen Manchanda
Indiana University Melvin and Bren Simon Comprehensive Cancer Center

Dra. Lucia Masarova
The University of Texas MD Anderson Cancer Center

Dra. Jori May
O'Neal Comprehensive Cancer Center, UAB

Dr. Brandon McMahon
University of Colorado Cancer Center

Dr. Sanjay R. Mohan, máster en Ciencias de la Investigación
Vanderbilt-Ingram Cancer Center

Dr. Kalyan V. Nadiminti
University of Wisconsin Carbone Cancer Center

Dr. Stephen Oh, doctor en Medicina
Siteman Cancer Center, Barnes-Jewish Hospital and Washington University School of Medicine

Dra. Jeanne Palmer
Mayo Clinic Comprehensive Cancer Center

Dra. Ami B. Patel
Huntsman Cancer Institute, Universidad de Utah

Dr. Anand A. Patel
The UChicago Medicine Comprehensive Cancer Center

Dr. Nikolai Podoltsev, doctor en Medicina
Yale Cancer Center/Smilow Cancer Hospital

* Dra. Lindsay Rein
Duke Cancer Institute

Dra. Rachel Sisodia
Fred Hutchinson Cancer Center

Dra. Mary Sehl
UCLA Jonsson Comprehensive Cancer Center

Dr. Moshe Talpaz
University of Michigan Rogel Cancer Center

* Dra. Martha Wadleigh
Dana-Farber/Brigham and Women's Cancer Center

Dra. Sarah A. Wall, máster en Salud Pública
The Ohio State University Comprehensive Cancer Center - James Cancer Hospital and Solove Research Institute

NCCN

Mary Anne Bergman
Coordinadora de las Guías

Cindy Hochstetler, doctora en Medicina
Científica en oncología/redactora médica sénior

* Revisaron esta guía para pacientes. Para divulgaciones, visite NCCN.org/disclosures.

Centros oncológicos de NCCN

Abramson Cancer Center,
University of Pennsylvania
Filadelfia, Pensilvania
+1 800.789.7366 • pennmedicine.org/cancer

Case Comprehensive Cancer Center/
University Hospitals Seidman Cancer Center and
Cleveland Clinic Taussig Cancer Institute
Cleveland, Ohio
UH Seidman Cancer Center
+1 800.641.2422 • uhhospitals.org/services/cancer-services
CC Taussig Cancer Institute
+1 866.223.8100 • my.clevelandclinic.org/departments/cancer
Case CCC
+1 216.844.8797 • case.edu/cancer

City of Hope National Medical Center
Duarte, California
+1 800.826.4673 • cityofhope.org

Dana-Farber/Brigham and Women's Cancer Center |
Mass General Cancer Center
Boston, Massachusetts
+1 877.442.3324 • youhaveus.org
+1 617.726.5130 • massgeneral.org/cancer-center

Duke Cancer Institute
Durham, Carolina del Norte
+1 888.275.3853 • dukecancerinstitute.org

Fox Chase Cancer Center
Filadelfia, Pensilvania
+1 888.369.2427 • foxchase.org

Fred & Pamela Buffett Cancer Center
Omaha, Nebraska
+1 402.559.5600 • unmc.edu/cancercenter

Fred Hutchinson Cancer Center
Seattle, Washington
+1 206.667.5000 • fredhutch.org

Huntsman Cancer Institute, University of Utah
Salt Lake City, Utah
+1 800.824.2073 • healthcare.utah.edu/huntsmancancerinstitute

Indiana University Melvin and Bren Simon
Comprehensive Cancer Center
Indianápolis, Indiana
+1 888.600.4822 • www.cancer.iu.edu

Johns Hopkins Kimmel Cancer Center
Baltimore, Maryland
+1 410.955.8964
www.hopkinskimmelcancercenter.org

Mayo Clinic Comprehensive Cancer Center
Phoenix/Scottsdale, Arizona
Jacksonville, Florida
Rochester, Minnesota
+1 480.301.8000 • Arizona
+1 904.953.0853 • Florida
+1 507.538.3270 • Minnesota
mayoclinic.org/cancercenter

Memorial Sloan Kettering Cancer Center
Nueva York, Nueva York
+1 800.525.2225 • mskcc.org

Moffitt Cancer Center
Tampa, Florida
+1 888.663.3488 • moffitt.org

O'Neal Comprehensive Cancer Center, UAB
Birmingham, Alabama
+1 800.822.0933 • uab.edu/onealcancercenter

Robert H. Lurie Comprehensive Cancer Center,
Northwestern University
Chicago, Illinois
+1 866.587.4322 • cancer.northwestern.edu

Roswell Park Comprehensive Cancer Center
Búfalo, Nueva York
+1 877.275.7724 • roswellpark.org

Siteman Cancer Center, Barnes-Jewish Hospital
and Washington University School of Medicine
San Luis, Misuri
+1 800.600.3606 • siteman.wustl.edu

St. Jude Children's Research Hospital/
The University of Tennessee Health Science Center
Memphis, Tennessee
+1 866.278.5833 • stjude.org
+1 901.448.5500 • uthsc.edu

Stanford Cancer Institute
Stanford, California
+1 877.668.7535 • cancer.stanford.edu

The Ohio State University Comprehensive Cancer Center -
James Cancer Hospital and Solove Research Institute
Columbus, Ohio
+1 800.293.5066 • cancer.osu.edu

The UChicago Medicine Comprehensive Cancer Center
Chicago, Illinois
+1 773.702.1000 • uchicagomedicine.org/cancer

The University of Texas MD Anderson Cancer Center
Houston, Texas
+1 844.269.5922 • mdanderson.org

UC Davis Comprehensive Cancer Center
Sacramento, California
+1 916.734.5959 • +1 800.770.9261
health.ucdavis.edu/cancer

UC San Diego Moores Cancer Center
La Jolla, California
+1 858.822.6100 • cancer.ucsd.edu

UCLA Jonsson Comprehensive Cancer Center
Los Ángeles, California
+1 310.825.5268 • uclahealth.org/cancer

UCSF Helen Diller Family
Comprehensive Cancer Center
San Francisco, California
+1 800.689.8273 • cancer.ucsf.edu

University of Colorado Cancer Center
Aurora, Colorado
+1 720.848.0300 • coloradocancercenter.org

University of Michigan Rogel Cancer Center
Ann Arbor, Míchigan
+1 800.865.1125 • rogelcancercenter.org

University of Wisconsin Carbone Cancer Center
Madison, Wisconsin
+1 608.265.1700 • uwhealth.org/cancer

UT Southwestern Simmons
Comprehensive Cancer Center
Dallas, Texas
+1 214.648.3111 • utsouthwestern.edu/simmons

Vanderbilt-Ingram Cancer Center
Nashville, Tennessee
+1 877.936.8422 • vicc.org

Yale Cancer Center/Smilow Cancer Hospital
New Haven, Connecticut
+1 855.4.SMILOW • yalecancercenter.org

Comparta su opinión con nosotros.

Complete nuestra encuesta y contribuya para que NCCN Guidelines for Patients sea mejor para todos.

NCCN.org/patients/comments

Índice

Made in the USA
Monee, IL
05 November 2026

67382712R00036